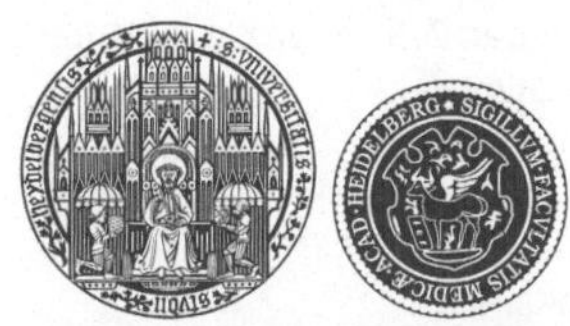 

UniversitätsKlinikum Heidelberg

Handbuch **Intensivmedizin** des Neurozentrums am Universitätsklinikum Heidelberg

Autoren

K.L. Kiening, D. Haux, T. Steiner,
C. Berger, F. Wittmann, A. Ihrig-Meder,
C. Klingmann, T. Müller, O. Sakowitz,
W. Hacke, A.W. Unterberg

K.L. Kiening, D. Haux, F. Wittmann, A. Ihrig-Meder, O. Sakowitz, A.W. Unterberg
Universitätsklinikum Heidelberg, Klinik für Neurochirurgie,
Im Neuenheimer Feld 400, 69120 Heidelberg

T. Steiner, C. Berger, W. Hacke
Universitätsklinikum Heidelberg, Klinik für Neurologie,
Im Neuenheimer Feld 400, 69120 Heidelberg

C. Klingmann
Universitätsklinikum Heidelberg, Hals-Nasen-Ohrenklinik,
Im Neuenheimer Feld 400, 69120 Heidelberg

T. Müller
Universitätsklinikum Heidelberg, Klinik für Anästhesiologie,
Im Neuenheimer Feld 110, 69120 Heidelberg

Kontakte:
Neurozentrum der Uni-Kopfklinik Heidelberg, *Intensiv 1*
INF 400/ Ebene 99 – 69120 Heidelberg
Telefon: 06221-56-6170
Fax: 06221-56-5962

Neurozentrum der Uni-Kopfklinik Heidelberg, *Intensiv 2*
Kopfklinik INF 400/ Ebene 99 – 69120 Heidelberg
Telefon: 06221-56-7779
Fax: 06221-56-4671

Vorwort

Das „Handbuch Intensivmedizin des Neurozentrums am Universitätsklinikum Heidelberg" ist kein Lehrbuch, schon gar kein Handbuch im medizinischen Sinne. Es ist vielmehr eine etwas erweiterte „Betriebsanleitung" der zwei Intensiv-Stationen der Kopfklinik.

Seit vielen Jahren werden hier auf einer neurochirurgischen und einer neurologischen Intensivstation Patienten interdisziplinär behandelt. Diese interdisziplinäre Therapie findet ihren besonderen Ausdruck auch darin, dass die Pflegekräfte auf beiden Stationen eingesetzt werden und rotieren. In naher Zukunft soll auch ein Austausch auf dem ärztlichen Sektor stattfinden.

Das Buch setzt Grundkenntnisse neurochirurgischer und neurologischer Intensivmedizin voraus. Es ist als „Kochbuch" für unsere Assistenzärzte und Pflegekräfte gedacht. Die beschriebenen Handlungsabläufe und Therapieschemata stellen den derzeitigen Status quo dar. Dieser Stand wird stetig hinterfragt und immer wieder den aktuellen Bedürfnissen angepasst.

Das vorliegende „Rezeptbuch" ist unter Umständen Beispiel und Vorbild für andere Neuro-Intensiv-Stationen. Es sollte dann den jeweiligen lokalen Strukturen und Gegebenheiten angepasst werden.

Neuro-Intensiv-Medizin in Heidelberg bedeutet, dass die Intensivmedizin von Neurochirurgen und Neurologen durchgeführt wird, und dass die Nachbarfächer Anästhesiologie und Intensivmedizin, HNO-Heilkunde, MKG-Chirurgie, Innere Medizin, Pädiatrie, Unfallchirurgie etc. konsiliarisch tätig werden. In anderen Kliniken wird dies anders gehandhabt: Oft sind es Anästhesisten und Internisten, die die Intensivmedizin neurochirurgischer und neurologischer Patienten erbringen und die Neurofächer zu Rate ziehen.

Nicht zuletzt ist dieses Buch ein wichtiger Teil des Qualitätsmanagements unserer Kliniken und unseres Neurozentrums. Qualitätsmanagement bedeutet, dass in der Behandlung und in den Organisationsabläufen Klarheit herrscht. Dies gibt den ärztlich und pflegerisch tätigen Mitarbeitern Sicherheit zum Wohl der uns anvertrauten Patienten. Dies ist unser Ziel!

Prof. Dr. A. Unterberg   Prof. Dr. W. Hacke

Inhaltsverzeichnis

1 Zur Organisation

1.1 Funktion des Stationshandbuches

Moderne Intensivmedizin richtet sich nach wissenschaftlichen Kriterien, die nachvollziehbar und, soweit wie möglich, standardisiert sein müssen. Um Kollegen und Kolleginnen den Einstieg in ihre ärztliche und pflegerische Tätigkeit auf der Station zu erleichtern und den PJ-Studentinnen und -Studenten einen Überblick über die hier durchgeführten Maßnahmen zu geben, wurde dieses Stationshandbuch angelegt. Die schon seit längerem hier tätigen Kolleginnen und Kollegen haben die Pflicht zum Nachlesen. Therapie-/Pflegeentscheidungen sollen durch einheitliche Standards erleichtert werden. Jeder Mitarbeiter der neurochirurgischen Intensivstation muss die Durchsicht des Stationshandbuches mit Unterschrift bestätigen (Formblatt ▶ Kap. 5 (Anhang II).

Medizin ist ständig im Fluss, und ihre Erkenntnisse sind permanenten Veränderungen unterworfen. Somit wird auch dieses Stationshandbuch immer wieder überarbeitet werden müssen (halbjährliches Update durch die AG Intensivmedizin im Kopfklinikum [kurz: AG INT Kopf]). Die Qualität des Handbuches kann nur aufrechterhalten werden, wenn alle Beteiligten an seiner Verbesserung und Aktualisierung mitwirken.

Das Handbuch ist in seiner aktuellen Form über die Homepage der Neurochirurgie, Link QM für Mitarbeiter der Neurochirurgie zu erreichen

1.2 Struktur und Organisation der Intensivstationen des Neurozentrums Kopfklinik mit Schwerpunkt Neurochirurgie und Neurologie

Die Intensivstationen des Neurozentrums der Kopfklinik am Universitätsklinikum in Heidelberg bestehen aus zwei Stationen mit Schwerpunkt für Neurochirurgie (im Folgenden **INT-1** genannt) und Neurologie (im Folgenden **INT-2** genannt). Die INT-1 steht unter der Leitung der Neurochirurgischen Klink des Hauses, die INT-2 unter jener der Neurologischen Klinik des Hauses. Die Stationen verfügen über insgesamt 24 Betten, davon 12 permanent neurochirurgische Betten und 12 permanent neurologische Betten. Insgesamt 4 Betten (INT-1 und INT-2) stehen der Klink für Anästhesiologie (Versorgung von MGK- und HNO-Patienten) zur Verfügung. Behandelt werden Patienten im Anschluss an neurochirurgische Eingriffe, Patienten mit schweren Schädel-Hirn-Traumen, mit intrakraniellen Blutungen, Schlaganfall und Infektionen des Nervensystems, Patienten nach ausgedehnten operativen Eingriffen der Mund-Kiefer-Gesichtschirurgie und Hals-Nasen-Ohrenheilkunde, sowie Patienten, die aus sonstigen Gründen eines eingehenden (neuro-) intensivmedizinischen Monitorings bedürfen. Das Alter der Patienten liegt dabei $\geq$3 Jahre. Pro Jahr werden ca. 1500 Patienten auf den beiden Station betreut.

Die ärztliche Betreuung erfolgt durch die Neurochirurgische, Neurologische Universitätsklinik und Klinik für Anästhesiologie. Leiter der Stationen bzw. deren Vertreter sind ein neurochirurgischer/neurologischer Oberarzt bzw. der anästhesiologische Oberarzt des Tages. Im Schichtdienst arbeiten AssistentInnen. Diese Personalbesetzung erlaubt eine intensivmedizinische Betreuung der Patienten rund um die Uhr. Um einen möglichst reibungslosen Ablauf zu erzielen, sind Kommunikation und Informationsfluss zwischen Ärzten und Pflegekräften (in beiden Richtungen) essenziell. Hierfür müssen von ärztlicher Seite alle wichtigen medizinischen Entscheidungen (neue Befunde, Änderung der Medikation, Kontroll-CT, ZVK-Anlage etc.) sofort an das verantwortliche Pflegepersonal weitergegeben werden, wie umgekehrt medizinisch relevante Veränderungen von pflegerischer Seite dem diensthabenden Arzt mitgeteilt werden.

Werden Betten für Patienten mit spezifisch neurologischen Krankeitsbildern auf INT-1 zur Verfügung gestellt, wird die ärztliche Basisversorgung (Aufrechterhaltung der Herz-Kreislauf-Funktion, Beatmung, Ernährung, etc.) vom jeweiligen Ärzteteam der Station übernommen. Für spezifische

Therapieentscheidungen kann und soll der ärztliche Dienst der Neurologie in Anspruch genommen werden. Gleiches gilt im umgekehrten Fall (neurochirurgischer Patient auf INT-2).

1.3 Designierter Oberarzt, Einarbeitung, Ausbildung, Lehre und Forwschung

Kolleginnen und Kollegen (Ärzte/Pflege), die neu auf die Station kommen, werden entsprechend eingearbeitet. Sie werden nach einer Einarbeitungszeit von zwei Wochen im regelmäßigen Schichtdienst eingesetzt. Neben der Einführung in die auf der Station verwendeten Geräte nach MPG (Bestätigung der erfolgten Einarbeitungszeit sowie der Einarbeitung in die versch. Geräte durch Unterschrift jedes Mitarbeiters der neurochirurgischen Intensivstation auf Formblatt [▶ Kap. 5, Anhang II]) werden die neuen Kollegen in die Besonderheiten des Fachgebietes eingearbeitet. Sie sind verpflichtet, dieses Handbuch innerhalb der Einarbeitungsphase zu lesen und nach erfolgter Einarbeitungszeit dies durch Unterschrift zu bestätigen (Formblatt ▶ Kap. 5, Anhang II). Erst nach entsprechender Einarbeitungszeit und dem Nachweis, dass die gängigen organisatorischen, therapeutischen und diagnostischen Abläufe beherrscht werden, werden sie im Nachtdienst eingesetzt.

Mit auf Station tätigen PJ-StudentenInnen werden, soweit es Arbeitsaufwand und Zeit erlauben, regelmäßig im Sinne eines »Bedside-Teachings«, problem- und fallorientiert, intensivmedizinische und neurochirurgisch/neurologisch Fragestellungen durchgesprochen. Die Einarbeitung in ärztliche Routinearbeiten, die Untersuchung der Patienten, Vorstellen und Besprechung der untersuchten Patienten in der intensivmedizinischen Hauptvisite gehören ebenso zum Ausbildungsinhalt wie das Erlernen praktischer Tätigkeiten.

Im Rahmen von »HeiCuMed« (Heidelberger Curriculum Medicinale) besuchen Studenten die Stationen. Es ist darauf zu achten, dass die Patienten, die im Rahmen dieses Studentenunterrichtes vorgestellt und besucht werden, und die betreffenden Schwestern und Pfleger vorab informiert werden. Sollten Angehörige anwesend sein, sollte auch mit ihnen gesprochen werden. Eine formale Einverständniserklärung ist nicht erforderlich. Sollte sich ein Patient weigern, am Studentenunterricht teilzunehmen, ist dies selbstverständlich zu respektieren.

Die Intensivstationen sind eingebunden in diverse Forschungsprojekte. Diese Projekte bedürfen der Mitarbeit aller auf den Stationen Tätigen. Dies bedeutet aber auch, dass sämtliche Mitarbeiter der Stationen das Anrecht auf Information über laufende oder neue Forschungsprojekte in Form von regelmäßigen Fortbildungen durch die Verantwortlichen Studienärzte haben. Die Benachrichtigung von Doktoranden, das Abstimmen zwischen Aktivitäten, die der Forschung dienen, und solchen der klinischen Routine sind ebenso erforderlich wie die Inkaufnahme von Behinderungen in der täglichen Arbeit durch zusätzliche Geräte, Kabel oder schlechteren Zugang zum Patienten. Die Maxime ist aber immer die optimale Behandlung des Patienten. Sollte der Eindruck entstehen, dass eine vom Studienprotokoll abweichende Behandlung dem Patienten nützen würde, sind vor Verletzung des Studienprotokolls der zuständige Oberarzt und der für die Studie zuständige Arzt zu informieren. Dies gilt nicht für lebensbedrohliche Akutsituationen.

1.4 Pflegerischer Aufgabenbereich

Der Aufgabenbereich der Pflege umfasst die folgenden Tätigkeiten:
- Organisation und Planung einer adäquaten pflegerischen Versorgung der Intensivpatienten
- Aufnahme und Verlegung der Patienten mit Einpflegen pflegerelevanter Daten in ISHmed, INPULS und DRG-Prozeduren
- Dokumentation der geleisteten Pflege in Kurven, DRG und INPULS
- Überwachung des Monitorings
- Umsetzen der ärztlichen Therapieanordnungen
- Spezielle Pflege bei beatmeten Intensiv- und Überwachungspatienten nach Leitlinien
- Blutabnahmen bei Patienten mit ZVK, Anfertigen einer arteriellen Blutgas- und Elektrolytanalyse von beatmeten Patienten, sowie von Patienten mit arteriellem Zugang, die i.v. elektrolytsubstituiert werden
- Erstellen von Bilanzen
- Neurologisches Monitoring (z. B. GCS), Anwendung div. Scores zur Einteilung der Patienten in Pflegekategorien
- Benachrichtigung des Dienstarztes bei Veränderungen am Zustand des Patienten
- Begleitung zu diagnostischen Untersuchungen/Eingriffen, Assistenz beim Lagern (z. B., CT, Angio, MRT, etc.), externe Fahrten (z. B. in den OP)

— Förderung der Zusammenarbeit aller auf den Intensivstationen involvierten Fachgebiete

1.4.1 Schichtablauf der Pflege INT-1

Dienstzeiten

■	Frühdienst (FD)	6:20–14:12 Uhr	= 7,2 h
■	Spätdienst (SD)	12:48–20:20 Uhr	= 7,2 h
■	Nachtdienst (ND)	20:00–6:45 Uhr	= 10,0 h

Frühdienst (6:30–12:18 Uhr)

06:30–06:35 Uhr	Übergabe im Stützpunkt ND an FD (kurzer Verlauf, mit Diagnose, auch für Dienstanfänger nach frei oder U)
06:35–06:45 Uhr	Übergabe in den Patientenzimmern
06:45–07:00 Uhr	Kontrollen (Alarmgrenzen): Monitoring, Beatmung, Infusionsmanagement, Dokumentation, etc.
07:00–07:30 Uhr	Therapie ausarbeiten, -richten, 24-h-Bilanz ausrechnen, Lagerung
~ 07:30–08:00 Uhr	Visite mit OA, Stationsarzt/IN, Stationsltg. (Stellv.), Schichtltg., Zimmerpflegekraft
08:00–08:30 Uhr	Therapiebeginn, Krankengymnastik (08:00–11:30 Uhr)
~08:30–09:30 Uhr	Pause 60 min
09:00–10:45 Uhr	CT-Fahrten, »große Pflegerunde« (Augen-, Mund-, Nasen-, Hautpflege), Lagerung/Mobilisation/Krankengymnastik, Pneumonieprophylaxen z. B. Vibrax, Inhalation etc. Kontrakturenprophylaxe, z. B. passives Durchbewegen bei Langzeitpatienten beim Waschen), basale Stimulation, Abführmaßnahmen
ab 10:30 Uhr	post-Op.-Verlegungen, Patientenbereiche reinigen + wischdesinfizieren, für Neuaufnahmen richten, ZVK/Arterie/ Wechsel/Neuanlage etc.

▼

ab 11:45 Uhr	Aufräumen, Müll/Wäsche entsorgen, Auffüllen des Zimmerwagens, Dokumentation überprüfen

Frühdienst/Spätdienst

12:48–13:00 Uhr	Übergabe im Stützpunkt (Kanzel) durch die Zimmerpflegekraft FD–SD
13:00–13:15 Uhr	Übergabe im Patientenzimmer, SD: Sicherheitskontrolle (Alarmgrenzen): Monitoring, Beatmung, Infusionsmanagement, etc.
13:15–14:00 Uhr	ggf. Waschen, Betten von Patienten, Lagerung, Verbände/ neue Fixierung: ZVK, Cystofix, Arterie, Wunde, Tracheostoma, Tubus, Bülau, Magensonde, etc., Pflegevisite, Patientenaufnahme aus dem OP, Krankengymnastik (13:00–14:30 Uhr)
14:00–14:12 Uhr	Entsorgung Müll, Wäsche, Auffüllen, Wischdesinfektion Arbeitsplatz

Spätdienst (12:48–20:30 Uhr)

12:48–13:00 Uhr	Übergabe an der Kanzel von Früh- an Spätdienst mit Stationsarzt
13:00–13:15 Uhr	Übergabe des Patienten am Bett
13:15–14:12 Uhr	Gemeinsames pflegerisches Arbeiten bei schwierigen Patienten, Sicherheitskontrollen (Alarmeinstellung, Beatmung, Dokumentation, Infusionsmanagement, etc.), Aufnahmen der OP-Patienten
~14:30–15:00 Uhr	OA-Visite (Chefarzt/OA/Stationsärzte)
15:00–18:30 Uhr	Überwachung der Patienten, Lagerung, Diagnostik, Pflege, etc., Besuchszeit
~15:00–15:30 Uhr	1. Pause 30 min.
15:30–16:00 Uhr	»große Pflegerunde« (Augen- Nasen- Mund- Hautpflege), Lagerung, Diagnostik
~16:00–16:30 Uhr	2. Pause 30 min ▼

16:30–18:30 Uhr	Pneumonieprophylaxe (Vibrax, Inhalation, Tri-flo, Lagerungs-drainagen, etc.), Basale Stimulation, Kontrakturenprophylaxe (Durchbewegen - Langzeitpatient), ggf. Betten, Lagerung/Mobilisation, ZVK-/Arterienwechsel/-neuanlage, Kontrolle Subdepot Blutkonserven, Zurückschicken von Konserven älter als 24 h, Dokumentation von Temp.-Schreiber des Blutkühlschrankes
18:30–19:00 Uhr	»große Pflegerunde«, Überwachung
19:00–20:00 Uhr	Aufräumen, Müll/Wäsche entsorgen, Auffüllen des Zimmerwagens, Dokumentation überprüfen, Wischdesinfektion des Arbeitsplatzes

Nachtdienst (20:00–06:45 Uhr)

20:00–20:10 Uhr	Übergabe an der Kanzel SD - ND (kurz)
20:10–20:30 Uhr	Übergabe Patientenzimmer
20:30 Uhr	Sicherheitskontrolle (Alarmgrenzen): Monitoring, Beatmung, Infusionsmanagement, Dokumentation, etc.
20:30–21:00 Uhr	Einteilung der Außenarbeiten: Geräteraum/Desinfektionsspülmaschine, Stützpunkt, Küche, Schmutzräume, Kontrolle: Defibrillator, Oxyloge, Notfallkoffer-, ZVK-, Notfallintubationswagenkontrolle
21:00–24:00 Uhr	»große Pflegerunde«, Lagerungen, Überwachung, Administration (ISH, Speisenbestellung, Labor richten, etc.)
24:00– 01:00 Uhr	Statistik (INPULS, DRG, ISH, TISS, SAPS-II), Pflegerunde, Lagerung, Pneumonieprophylaxen
01:00–01:45Uhr	1. Pause 45 min
	Überwachung
02:00–02:45 Uhr	2. Pause 45 min
2:45–05:00 Uhr	Überwachung
05:00–06:30 Uhr	Aufräumen, Müll/Wäsche entsorgen, Auffüllen des Zimmerwagens, Blutentnahme bei allen Patienten mit liegendem Verweilkatheter

▼

Außenarbeiten

- Labor richten
- Pflegerunde, Lagerung
- Dokumentation überprüfen
- Blutabnahme, Hygiene etc., Wischdesinfektion des Arbeitsplatzes

1.4.2 Tagesablauf der Pflegen INT-2

Dienstzeiten

■	Frühdienst (FD)	6:20–14:12 Uhr	= 7,2 h
■	Spätdienst (SD)	12:48–20:20 Uhr	= 7,2 h
■	Nachtdienst (ND)	20:00–6:45 Uhr	= 10,0 h

Tagesablauf Frühdienst

06:30–06:45	- Kurze allgemeine Übergabe aller Patienten an der Kanzel
	- Besprechen von Besonderheiten und speziellen Aufgaben
	- Planen der Bettenbelegung
	- Einteilung der Zimmer
	- Einzelübergabe am Patientenbett
	- Spezielle Aufgaben:
	  – Kontrollen des Notfallwagens und Defibrillator
	  (und nach Gebrauch)

06:45–08:00	- Übergabe und Übernahme des Patienten im Patientenzimmer - Vitalzeichenkontrolle (Lungenbelüftung, Magensondenlage, Refluxkontrolle) - Kontrolle Alarmeinstellungen – Monitor/Respirator, Infusionsmanagement, etc. - Kontrolle der Therapiekurve - Einteilen der Therapie über 24 h - Therapiewechsel/Anlegen Bilanzbogen - Richten und Verabreichen von Medikamenten - Planen des Tagesablaufs (Diagnostik, KG, Verlegungen, etc.) ▼

	■ Kontrolle der Pflegekurve(Überprüfen der Pflegeplanung, aktualisieren von – Pflegeproblemen) – Pflegerunde (Mund-Nase-Augen-Pflege, Lagerung, ggf. Bronchialtoilette, etc.)
08:00–08:20	Oberarztvisite mit Stationsärzten, Stationsltg., evtl. Schichtltg., Zimmerpflegekraft, (Donnerstag schon ab 7:30–08:00 Uhr)
08:15–12:00	Krankengymnastik auf Station
08:30	Frühstück für die Patienten
08:30–09:00	1. Frühstückspause (30 min)
09:00	Pflegesekretärin auf Station (4 Tage 9–13:50 Uhr)
09:15–09:45	2. Frühstückspause (30 min)
ab 10:00	Röntgen der Patienten nach ärztlicher Voranmeldung (Anforderungsscheine von Stationsärzten ausgefüllt)
09:45–12:50	Pflege der Patienten, Mobilisation, Diagnostik (Thoraxröntgen, CT, Angio, MRT, Doppler, AEP/SEP, etc.), Organisieren von Verlegungen, Dokumentation Pflegekurve, DRG, INPULS
12:00	Bilanz bei Patienten ohne Stundenbilanz (Intervall 6-stündlich)
12:30	Mittagessen für die Patienten
12:50–13:00	Allgemeine Übergabe aller Patienten an der Kanzel, Anwesenheit aller Pflegekräfte von Früh- und Spätdienst inkl. Stationsarzt, Planung der Bettenbelegung/Zugänge, in die Zimmer, Forum für Bekanntmachungen
13:00–14:12	Übergabe des Patienten am Bett, ggf. Diagnostikfahrten in Absprache mit dem Spätdienst, Auffüllen von Verbrauchsmaterial, Wischdesinfektion aller Geräte und Flächen, Wechsel von Absaugschlauch (1-mal/24 h) und Spülgläsern (3-mal tgl.), Wechsel von Einmalmaterial nach Intervall und Liste durch ZIVI! (Mundpflegetbl., Medikamententbl., Ambubtl., Beatmungssysteme, etc.)
13:00–16:00	Krankengymnastik kommt auf Station, Planung des Ablaufs am Nachmittag mit Pflege/KG und Logopädie
13:30–14:12	Zeit für Pflege bei schwierigen Patienten, Fobi, Besprechungen, AGs, etc.
14:12	Dienstende

Tagesablauf Spätdienst (12:48–20:30 Uhr = 7,2 h)

12:50–13:00	<ul><li>Allgemeine Übergabe aller Patienten an der Kanzel</li><li>Anwesenheit möglichst aller Pflegekräfte von Früh- und Spätdienst inkl. Stationsarzt</li><li>Planung der Bettenbelegung (Zugänge/OP)</li><li>Besprechen von Besonderheiten und speziellen Aufgaben</li><li>Einteilung in die Zimmer</li><li>Forum für Bekanntmachungen</li></ul>
13:00–14:12	<ul><li>Übergabe und Übernahme des Patienten im Patientenzimmer</li><li>Vitalzeichenkontrolle (Lungenbelüftung, Magensondenlage, Refluxkontrolle)</li><li>Kontrolle Alarmeinstellungen – Monitor/Respirator, Infusionsmanagement, etc.</li><li>Kontrolle der Therapiekurve</li><li>Therapiewechsel/Anlegen Bilanzbogen</li><li>Richten und Verabreichen von Medikamenten</li><li>Planen des Tagesablaufs (Diagnostik, KG, Verlegungen, etc.)</li><li>Kontrolle der Pflegekurve (Überprüfen der Pflegeplanung, aktualisieren von Pflegeproblemen)</li><li>Pflegerunde (Mund-Nase-Augen-Pflege, Lagerung, ggf. Bronchialtoilette)</li><li>ggf. Diagnostikfahrten in Absprache mit dem Frühdienst</li><li>Auffüllen von Verbrauchsmaterial, Wischdesinfektion aller Geräte und Flächen</li><li>Wechsel von Absaugschlauch (1-mal/24 h) und Spülgläsern (3-mal tgl.)</li><li>Wechsel von Einmalmaterial nach Intervall und Liste durch ZIVI! (Mundpflegetabl.,</li><li>Medikamententabl., Ambubtl., Beatmungssysteme, etc.)</li></ul>
13:00–16:00	Krankengymnastik kommt auf Station, Planung des Ablaufs am Nachmittag mit Pflege/KG und Logopädie
13:30–14:12	Zeit für Pflege bei schwierigen Patienten, Fobi, Besprechungen, AGs, Routine, etc.
13:30–14:00	Nachmittagsvisite mit OA
14:15–20:00	<ul><li>Pflege und Lagerung der Patienten</li><li>Verabreichung der angeordneten medikamentösen Therapie</li></ul>

▼

	▪ Aufnahme und/oder Verlegung von Patienten ▪ Dokumentation (Pflegekurve, DRG, ISH-med, INPULS, etc.)
15:00–18:30	Besuchszeit; (Betreuen der Angehörigen)
16:00–16:30	1. Pause (30 min)
16:45–17:15	2. Pause (30 min)
18:00	▪ Abendessen für die Patienten ▪ Bilanz bei Patienten ohne Stundenbilanz (Intervall 6-stündlich.) ▪ evtl. Blutentnahmen ▪ Kontrolle des Subdepot für Blutkonserven ▪ Dokumentation der Temperatur, Kontrolle des Temperaturschreibers im Kühlschrank ▪ Alle Blutkonserven (älter als 24 h) zurück in die Blutbank
18:30–20:00	▪ Pflege und Lagerung der Patienten ▪ Verabreichung der angeordneten medikamentösen Therapie ▪ Auffüllen des Verbrauchmaterials ▪ Wischdesinfektion des Spritzenwagens ▪ Wechsel der Absaugspülgläser
20:00–20:10	Allgemeine Übergabe der Patienten an der Kanzel, Einteilung der Zimmer
20:10–20:30	Übergabe und Übernahme des Patienten im Patientenzimmer
20:30	Dienstende

Tagesablauf Nachtdienst (20:00–06:45 Uhr = 10 h)

20:00–20:10	▪ Allgemeine Übergabe aller Patienten an der Kanzel ▪ Anwesenheit möglichst aller Pflegekräfte von Früh- und Spätdienst inkl. Stationsarzt ▪ Planung der Bettenbelegung (Zugänge/OP) ▪ Besprechen von Besonderheiten und speziellen Aufgaben ▪ Einteilung in die Zimmer ▪ Forum für Bekanntmachungen

▼

20:10–20:30	▪ Übergabe und Übernahme des Patienten im Patientenzimmer ▪ Vitalzeichenkontrolle (Lungenbelüftung, Magensondenlage, Refluxkontrolle) ▪ Kontrolle Alarmeinstellungen – Monitor/Respirator, Infusionsmanagement, etc. ▪ Kontrolle der Therapiekurve ▪ Planung Schichtablauf ▪ Schreiben der Kurven für den nächsten Tag
21:00–24:00	Pflege und Lagerung der Patienten; (Nachtruhe der Patienten sollte, falls möglich, berücksichtigt werden)
24:00	▪ Bilanz bei Patienten ohne Stundenbilanz (Intervall 6-stündlich) ▪ INPULS, ISH-med, DRG, Eingabe der Pflegekategorien und der Beatmungszeit, Belegung Mitternacht, Speisenverordnung kontrollieren
00:00–06:00	Überwachung, Pflege und Lagerung der Patienten nach Plan
01:00–01:45	1. Pause
01:45–02:30	2. Pause
06:00	▪ Bilanz bei Patienten ohne Stundenbilanz (Intervall 6-stündlich) ▪ Blutentnahmen, sonstiges Material für Labor entnehmen (z. B. Hygiene, etc.) ▪ Wischdesinfektion des Spritzenwagens ▪ Auffüllen des Verbrauchsmaterials
06:30–06:35	▪ Kurze allgemeine Übergabe der Patienten an der Kanzel ▪ Einteilung der Zimmer ▪ Einzelübergabe am Patientenbett
06:45	Dienstende

1.5   Ärztliche Aufgabenbereiche

Folgende ärztliche Aufgabenbereiche sind festgelegt:
- Steuerung und Überwachung der intensivmedizinischen Therapie (Kreislauf, Beatmung, Ernährung und Metabolismus)

- Neurologische Überwachung der Patienten, Erheben eines neurologischen und internistischen Status einmal pro Schicht
- Aufnahme der postoperativen Patienten und Schreiben der Therapiekurve
- Festlegen eines täglichen Therapieziels (ICP-Therapie, Beatmung/Spontanisierung, Bilanz, Ernährung, Mobilisation etc.)
- In- und Extubation, Anlage von arteriellen und venösen Gefäßzugängen
- bei Langzeitbeatmeten Patienten Festlegen einer Weaningstrategie (▶ Kap. 2.2.4)
- Betreuung der neurochirurgischen Drainagen (Redons, Tuohy, Ventrikelkatheter etc.) und des Neuromonitorings
- Wechsel der neurochirurgischen Verbände, Fäden ziehen, Anlage von Tuohy-Drainagen
- organisatorische Aufgaben: Verlegung von Patienten und Anfertigen eines Verlegungsberichtes bzw. Arztbriefes, Anmeldung bzw. Durchführen von neurologisch-neurochirurgisch relevanten Untersuchungen (CCT, MRT, EEG, AEP, SSEP, Doppler etc.).
- Kontaktierung des neurochirurgischen/neurologischen Oberarztes vom Dienst (OAvD) bei neurologischer Verschlechterung des Patienten und bei sonstigen spezifischen Fragestellungen

N.B. (gilt für INT-1): In Ausnahmefällen kann es erforderlich sein, den diensthabenden neurochirurgischen Kollegen im Hausdienst zu vertreten; dieses kann nur erfolgen, wenn a.) diese Vertretung vorübergehend ist, b.) in dieser Zeit die Anwesenheit eines Arztes auf der Intensivstation nicht zwingend erforderlich ist oder c.) eine Besetzung der Intensivstation durch einen intensivmedizinisch erfahrenen Kollegen möglich ist. Dies gilt außerhalb der Kernzeiten. Während der normalen Arbeitszeit (Montag bis Freitag 7:30–16:00 Uhr) sollte nach Möglichkeit der die Ambulanz betreuende Kollege hiermit beauftragt werden. Bei Verlassen der Kopfklinik, auch für kurze Zeit, ist die Vertretung durch einen erfahrenen Kollegen auf INT-1 zwingend erforderlich und bedarf der Rücksprache mit dem diensthabenden Oberarzt..

1.6 Tagesablauf und spezielle Aufgaben in den verschiedenen Schichten (Ärzte)

Auf den Intensivstationen gibt es unter der Woche ein 3-Schicht-System. An Wochenenden und Feiertagen arbeitet der ärztliche Dienst in Tag- und Nachtschicht.

1.6.1 Ablauf auf INT-1 (Neurochirurgie)

Die Früh- und Spätschicht ist in der Regel mit 1–2 Assisten(inn)en der Neurochirurgie besetzt, die Nachtschicht mit einer(m) Ärztin/Arzt. Die Frühschicht beginnt um 7:30 Uhr und endet um 15:00 Uhr, die Spätschicht um 14:30 Uhr und endet um 22:00 Uhr, die Nachtschicht um 21:30 Uhr und endet um 8:00 Uhr. Der Oberarztdienst ist zweigeteilt, d. h. ein designierter Oberarzt (Facharzt für Neurochirurgie) ist während des Tages für die Belange der Intensivstation zuständig. Der OAvD ist gleichzeitig intensivmedizinischer »Spätdienst-Oberarzt« und übernimmt die Rufbereitschaft für die Nächte bzw. das Wochenende seiner Dienstwoche. Bezüglich intensivmedizinisch-neurochirurgischer Fragen trägt er die Verantwortung und ist im Rahmen der Rufbereitschaft ständig erreichbar. In einem intensivmedizinisch-anästhesiologischen Notfall wird der Bereitschaftsdienst der Anästhesie, der gleichzeitig auch den Reanimationsdienst für die Kopfklinik versieht, gerufen (Tel. 36993). Ist dieser unabkömmlich, wird der diensthabende anästhesiologische Oberarzt (Tel. 35566) verständigt.

Die DRG-Kodierung erfolgt im Regelfall durch den Spätschichtarzt, in Ausnahmefälle durch den Nachtdienstarzt. Die Datensätze werden von Medizinischen Dokumentationsassistenten (MDA) vorgearbeitet und von den Assistenten nachbearbeitet sowie auf Richtigkeit geprüft. Nach extern verlegte oder verstorbene Patienten werden danach auf »zu prüfen durch OA« gesetzt. Der designierte OA der INT-1 muss dann an Werktagen täglich einmal die entsprechenden Datensätze prüfen und auf »Abrechnung« stellen.

Frühschicht (7:20 bis 15:00 Uhr)

- **7:30 Übergabe** durch den Nachtdienst an den Frühdienst mit **Oberärztlicher Visite**
- **8:00–8:30 Klinikfrühbesprechung im Konferenzraum der NCH, 3. Etage**
- anschließend: Organisation der Verlegung von Patienten auf die periphere Station bzw. in andere Krankenhäuser
- Anmeldung von neurologisch/neurochirurgisch relevanten Untersuchungen (CCT,MRT; EEG; AEPs; SSEPs etc.)
- Eingehende neurologische und internistisch-intensivmedizinische Untersuchung der Patenten und Dokumentation in der Patientenkurve
- Abnahme einer Liquorprobe bei Patienten mit einer externen Liquordrainage (Tuohy, Ventrikelkatheter) zur laborchemischen und mikrobiologischen Untersuchung

- Anmeldung von intensivmedizinisch relevanten Untersuchungen (Thoraxröntgen, Abdomen-Sono etc.)
- Anmeldung von planbaren konsiliarischen Untersuchungen
- Kontrolle der laufenden intensivmedizinischen Therapie
- **14:30 Uhr Oberärztliche Visite** und gegebenenfalls Erarbeitung und Dokumentation des weiteren Therapiekonzepts
- Aufnahme der postoperativen Patienten
- Im Rahmen der Visite Weitergabe der Diagnosen neu aufgenommener oder verlegter Patienten sowie neu hinzugekommener Diagnosen stationärer Patienten an den Dokumentationsassistenten zur DRG-Dokumentation und Verschlüsselung. Die Verantwortung für die korrekte Verschlüsselung liegt bei den Stationsärzten. Dem designierten Oberarzt obliegt die Endkontrolle der Kodierung von Entlassenen bzw. nach extern verlegten Patienten und die Versendung der Datensätze an die Abrechnung (s. oben).

Spätschicht (14:20–22:00 Uhr)

- **Übergabe** durch Frühdienst an Spätdienst
- Aufnahme der postoperativen Patienten
- Erheben des internistischen und neurologischen Status und Dokumentation in der Patientenkurve
- Angehörigengespräche während der Besuchszeit
- Organisation der Verlegung von Patienten in andere Krankenhäuser (inkl. Voranmeldung der Transporte)
- Anmeldung von planbaren konsiliarischen Untersuchungen oder operativer Eingriffe durch andere Abteilungen

Nachtschicht (21:30–8:00 Uhr)

- **Übergabe** durch Spätdienst an Nachtdienst
- Festlegen der Therapie für den nächsten Tag (6:00 bis 6:00 Uhr) und Ausfüllen der Anforderungsscheine planbarer Zusatzuntersuchungen
- Erstellung der Arztbriefe für Externverlegungen
- Erheben des internistischen und neurologischen Status und Dokumentation in der Patientenkurve
- morgendliche Blutentnahmen, wenn kein adäquater Zugang (ZVK, Arterie) vorhanden ist.

An **Samstagen** finden die Übergaben von Nacht- zu Tagdienst und umgekehrt um 8:00 Uhr bzw. 20°° Uhr statt. An **Sonn-** und **Feiertagen** sind diese um 10:00 Uhr und 22:00 Uhr.

Visiten

Es gibt täglich zwei neurochirurgisch-intensivmedizinische Visiten. Sämtliche ärztlichen und studentischen Mitarbeiter sind verpflichtet, an den Visiten teilzunehmen, ebenso die den jeweiligen Patienten betreuende Pflegekraft und, soweit möglich, ein Physiotherapeut, um ein möglichst umfassendes aktuelles Bild des Patienten zu erhalten.

Die Frühvisite um 8:00 Uhr (+ Dienstübergabe) und die Nachmittagsvisite um 14:30 Uhr wird vom Stationsarzt geführt und dauert etwa 30 min.

Sämtliche telefonischen Anfragen, so sie nicht dringlicher Natur sind, können während der Visiten und der Übergaben nicht beantwortet werden.

Übergaben

Neben den Visiten nehmen die Übergaben eine zentrale Rolle im Tagesablauf ein. Der Patient wird von der abzulösenden Kollegin oder dem Kollegen vorgestellt. Die Vorstellung der Patientin oder des Patienten erfolgt bettseitig und soll einem festen Schema folgen, um Überflüssiges zu vermeiden und um Wichtiges nicht zu vergessen:

- Name und Alter des Patienten
- Diagnose(n): Hauptdiagnose zuerst, dann Nebendiagnosen
- Kurze, aber präzise Darstellung der Vorgeschichte
- Neurologischer Status nach Trauma, präoperativ, dann bei Übernahme auf Station
- Bisherige Therapie
- Entwicklung und Ereignisse in den letzten 24 h
- Aktueller neurologischer Status
- Aktueller internistischer Status:
  - Herz/Kreislauf: stabil/-instabil, Herzauskultationsbefund, Katecholamintherapie
  - Lunge: Auskultationsbefund, Gasaustausch, BGA, Beatmungsparameter
  - Diurese
  - Abdomen (Palpations- und Auskultationsbefund)
  - Extremitäten warm/kalt, Ödeme

— Laborwerte
— Welche aktuellen Probleme?
— Therapie (Dosierung von i.v.-Medikamenten ▸ Kap. 4, ◘ Tab. 4.1)
— Weitere Diagnostik, Konsile etc.
— Noch offene Fragen

Ist der Patient allen Teilnehmern bekannt, werden selbstverständlich bestimmte Punkte (Diagnose, Vorgeschichte, bisherige Therapie etc.) wenn überhaupt nur kurz erwähnt, um Zeit für Fragen und Diskussion zu gewinnen.

1.6.2 Ablauf auf INT-2 (Neurologie)

Die Früh- und Spätschicht ist in der Regel mit 1–2 Assistenten/-innen der Neurologie besetzt, die Nachtschicht mit einer(m) Ärztin/Arzt. Die Frühschicht beginnt um 8:00 Uhr und endet um 16:30 Uhr, die Spätschicht um 14:00 Uhr und endet um 22:00 Uhr, die Nachtschicht um 21:30 Uhr und endet um 8:30 Uhr. Der Oberarztdienst ist zweigeteilt, d. h. ein designierter Oberarzt (Facharzt für Neurologie) ist während des Tages für die Belange der Intensivstation zuständig, außerhalb dieser Zeiten der neurologische Hintergrund-OA. bzgl. intensivmedizinisch-neurologischer Fragen trägt er die Verantwortung und ist im Rahmen der Rufbereitschaft ständig erreichbar. In einem intensivmedizinisch-anästhesiologischen Notfall wird der Bereitschaftsdienst der Anästhesie, der gleichzeitig auch den Reanimationsdienst für die Kopfklinik versieht, gerufen (Tel. 36993). Ist dieser unabkömmlich, wird der diensthabende anästhesiologische Oberarzt verständigt.

Die DRG-Kodierung erfolgt im Regelfall durch den Nachtschichtarzt, in Ausnahmefälle durch den Stationsarzt. Die Datensätze werden von Medizinischen Dokumentionsassistenten (MDA) vorgearbeitet und von den Assistenten nachbearbeitet sowie auf Richtigkeit geprüft. Nach extern verlegte oder verstorbene Patienten werden danach auf »zu prüfen durch OA« gesetzt. Der OA der INT muss dann an Werktagen täglich einmal die entsprechenden Datensätze prüfen und auf »Abrechnung« stellen.

Frühschicht (8:00–16:30 Uhr)
— **8:00 Übergabe** durch den Nachtdienst an den Frühdienst
— **8:00 Oberärztliche Visite**
— **8:30 Neuroradiologisch-neurologische Konferenz**

- anschließend: Organisation der Verlegung von Patienten auf die periphere Station bzw. in andere Krankenhäuser
- Anmeldung von neurologisch/neurochirurgisch relevanten Untersuchungen (CCT,MRT; EEG; AEPs; SSEPs etc.)
- Eingehende neurologische und internistisch-intensivmedizinische Untersuchung der Patienten und Dokumentation in der Patientenkurve
- Abnahme einer Liquorprobe bei Patienten mit einer externen Liquordrainage (Tuohy, Ventrikelkatheter) zur laborchemischen und mikrobiologischen Untersuchung
- Anmeldung von intensivmedizinisch relevanten Untersuchungen (Thoraxröntgen, Abdomen-Sono etc.)
- Anmeldung von planbaren konsiliarischen Untersuchungen
- Kontrolle der laufenden intensivmedizinischen Therapie
- **14:00 Uhr Oberärztliche Visite, Übergabe durch den Frühdienst an den Spätdienst** und gegebenenfalls Erarbeitung und Dokumentation des weiteren Therapiekonzepts
- Im Rahmen der Visite Weitergabe der Diagnosen neu aufgenommener oder verlegter Patienten sowie neu hinzugekommener Diagnosen stationärer Patienten an den Dokumentationsassistenten zur DRG-Dokumentation und Verschlüsselung. Die Verantwortung für die korrekte Verschlüsselung liegt bei den Stationsärzten. Dem designierter Oberarzt obliegt die Endkontrolle der Kodierung von Entlassenen bzw. nach extern verlegten Patienten und die Versendung der Datensätze an die Abrechnung.

Spätschicht (14:00–22:00 Uhr)

- **Übergabe** durch Frühdienst an Spätdienst
- Erheben des internistischen und neurologischen Status und Dokumentation in der Patientenkurve
- Angehörigengespräche während der Besuchszeit
- Organisation der Verlegung von Patienten in andere Krankenhäuser (inkl. Voranmeldung der Transporte)
- Anmeldung von planbaren konsiliarischen Untersuchungen oder operativer Eingriffe durch andere Abteilungen

Nachtschicht (21:30–8:30 Uhr)

- **Übergabe** durch Spätdienst an Nachtdienst
- Festlegen der Therapie für den nächsten Tag (6:00 bis 6:00 Uhr) und Ausfüllen der Anforderungsscheine planbarer Zusatzuntersuchungen

- Erstellung der Arztbriefe für Externverlegungen
- Erheben des internistischen und neurologischen Status und Dokumentation in der Patientenkurve
- Evtl. morgendliche Blutentnahmen, wenn kein adäquater Zugang (ZVK, Arterie) vorhanden ist.

An **Samstagen, Sonn-** und **Feiertagen** finden die Übergaben von Nacht- zu Tagdienst und umgekehrt um 9:00 Uhr bzw. 21:00 Uhr statt.

Visiten

Es gibt täglich zwei neurologisch-intensivmedizinische Visiten. Sämtliche ärztlichen und studentischen Mitarbeiter sind verpflichtet, an den Visiten teilzunehmen, ebenso die den jeweiligen Patienten betreuende Pflegekraft.

Die Frühvisite um 8:00 Uhr und die Nachmittagsvisite um 14:00 Uhr wird vom Oberarzt und Stationsarzt geführt. Die Vorstellung des Patienten beschränkt sich auf die wesentlichen neurochirurgischen und intensivmedizinischen Aspekte:

- Diagnose des Patienten
- Bisherige Therapie (OPs, Interventionen)
- Derzeitiger Status und Probleme (wenn relevant, auch intensivmedizinischer Art)
- Zu klärende Fragen (Verlegung, Drainagen, Diagnostik)

Übergaben

Neben den Visiten nehmen die Übergaben eine zentrale Rolle im Tagesablauf ein. Der Patient wird von der abzulösenden Kollegin oder dem Kollegen vorgestellt. Die Vorstellung der Patientin oder des Patienten erfolgt bettseitig und soll einem festen Schema folgen, um Überflüssiges zu vermeiden und um Wichtiges nicht zu vergessen:

- Name und Alter des Patienten
- Diagnose(n): Hauptdiagnose zuerst, dann Nebendiagnosen
- Kurze, aber präzise Darstellung der Vorgeschichte
- Neurologischer Status
- Bisherige Therapie
- Entwicklung und Ereignisse in den letzten 24 h
- Aktueller neurologischer Status
- Aktueller internistischer Status:

- Herz/Kreislauf: stabil/-instabil, Herzauskultationsbefund, Katecholamintherapie
- Lunge: Auskultationsbefund, Gasaustausch, BGA, Beatmungsparameter
- Diurese
- Abdomen (Palpations- und Auskultationsbefund)
- Extremitäten warm/kalt, Ödeme

- Laborwerte
- Welche aktuellen Probleme?
- Therapie (Dosierung von i.v.-Medikamenten ▶ Kap. 4, ◘ Tab. 4.1)
- Weitere Diagnostik, Konsile etc.
- Noch offene Fragen

Ist der Patient allen Teilnehmern bekannt, werden selbstverständlich bestimmte Punkte (Diagnose, Vorgeschichte, bisherige Therapie etc.) wenn überhaupt nur kurz erwähnt, um Zeit für Fragen und Diskussion zu gewinnen.

1.6.3 Ablauf auf INT-1 und INT-2 (anästhesiologisch betreute Patienten)

Der Tagdienst ist in der Zeit von 7:30 Uhr bis 16:30 Uhr durch einen anästhesiologischen Facharzt (Telefon 36993) besetzt. Oberärztlichen Dienst hat der jeweilige Organisations-Oberarzt, der sowohl für den OP wie auch die anästhesiologisch betreuten Patienten auf den Intensivstationen zuständig ist. (Telefon 35566).

Ab 16:00 Uhr bis 7:30 Uhr steht ein anästhesiologischer Facharzt (Telefon 36993) als Bereitschaftsdienst zur Verfügung. Zu seinen Aufgaben gehört neben der Betreuung anästhesiologischer Intensivpatienten auch der Reanimationsdienst in der Kopfklinik und zusammen mit dem Rufdienst die anästhesiologische Betreuung operativer Eingriffe. Oberärztlichen anästhesiologischen Hintergrunddienst hat der diensthabende Oberarzt in der Chirurgie.

Tagdienst (7:30–16:00 Uhr)
- 7:30 Uhr Frühbesprechung (Operative Patienten, Intensivpatienten)
- ca. 7:50 Uhr Übergabe an den Tagdienst und zugleich oberärztliche Frühvisite auf Intensivstation

- Organisation von Patientenverlegungen auf Normalstationen
- Anmeldung von Konsilen
- Aufnahme postoperativer Patienten
- Zusätzlich obliegt dem für die Intensivstation zuständigen Anästhesisten noch die ZVK-Anlage von Patienten auf Normalstation in der Kopfklinik, die Besetzung des Reanimationsdienstes und die Mitbetreuung anästhesiologischer Patienten im OP. Er ist daher nicht kontinuierlich auf den Intensivstationen präsent, kann jedoch über die Telefonnummer 36993 jederzeit konsultiert werden.
- 15:30 Uhr Übergabevisite an den Bereitschaftsdienst und zugleich oberärztliche Spätvisite.

Bereitschaftsdienst (15:30–7:00 Uhr)

- Fortführung intensivmedizinischer Betreuung
- Angehörigengespräche
- Therapiefestlegung für den Folgetag
- Anmeldung von Thoraxröntgenaufnahmen
- Zusätzlich obliegen dem diensthabenden Bereitschaftsdienst noch die Betreuung operativer Notfallpatienten im OP (zusammen mit dem 2. Dienst) sowie die Besetzung des Reanimationsdienstes. Er ist daher nicht kontinuierlich auf den Intensivstationen präsent, kann im Notfall jedoch über die Telefonnummer 36993 konsultiert werden.

1.7 Aufnahme eines Patienten auf die Intensivstation (INT-1 und INT-2)

Mit dem Eintreffen des Patienten auf der Intensivstation erfolgt die sofortige Übernahme des Patienten durch die zuständige Pflegekraft und die/den diensthabende/n Ärztin/Arzt der Station. Dazu gehören:

- bei Übernahme eines beatmeten Patienten Anschluss des Patienten an einen Respirator, dessen fehlerfreie Funktion zuvor geprüft wurde.
- sich von dem Kollegen einen Bericht geben zu lassen, der den Patienten auf die Station begleitet hat, und diesen schriftlich auf der Kurve zu fixieren.

> **Merke:**
> Von eminenter Bedeutung ist der präoperative neurologische Status bei
> Patienten, die aus dem OP übernommen werden. Bei Patienten, die aus
> einem anderen Haus übernommen werden, ist der neurologische Verlauf
> und bei Traumapatienten ihr neurologischer Status initial nach dem Trau-
> ma besonders wichtig!

❗ **Cave:** Tritt eine neurologische Verschlechterung auf, bedeutet dies in der
Regel eine schwerwiegende Komplikation (Nachblutung, Schwellung) und
verlangt rasches Handeln (CCT, Re-Op.).

Aufnahmestatus des Patienten

- Körperliche Untersuchung (neurologischer und internistischer Status)
- Genaue Beschreibung der Art, Lokalisation und Anzahl der liegenden
  Drainagen und Zugänge
- Eigen- und Fremdanamnese
- Vorher verordnete und eingenommene Medikamente
- Name und Telefon-Nr. von Angehörigen
- Name und Telefon-Nr. des Hausarztes
- Kontrolle des Gasaustausches des Patienten und Blutentnahme für das
  Labor – bei Neuaufnahmen auch für Kreuzblut und falls Op. geplant
  entspr. Anzahl an EKs bestellen
- Dokumentation der erhobenen Anamnese, Befunde und zusätzlichen
  Informationen in der Patientenkurve

Schriftliche Anordnungen

- Infusionstherapie
- Medikamente (▶ Kap. 4, ◨ Tab. 4.1)
- Laborkontrollen
- Röntgenkontrollen (Anforderungsformulare bitte ausfüllen)
- mikrobiologische Untersuchungen
- Lagerung

Die für den Patienten zuständige Pflegekraft ist über die Erkrankung des
Patienten sowie die Art der Operation zu informieren. Der Therapieplan,
Anordnungen und Besonderheiten werden besprochen und erklärt.

Von auswärts zuverlegte oder vom Notarzt eingelieferte Patienten werden primär über die Notambulanz oder die chirurgische Ambulanz (Schockraum) aufgenommen. Dort wird vom neurochirurgischen/neurologischen Arzt vom Dienst (AvD) und vom Unfallchirurgen geprüft, ob zunächst noch weitere diagnostische Maßnahmen durchgeführt werden müssen (z. B. CCT, CTA oder Röntgen des Achsenskeletts und der Extremitäten bei traumatisierten Patienten).

❗ **Cave:** Ganz besonders ist darauf zu achten, dass bei traumatisierten Patienten ein CT der Halswirbelsäule (kraniozervikaler Übergang – BWK1), ersatzweise Röntgenaufnahmen der Halswirbelsäule in mindestens zwei Ebenen (optimal in 5: a.-p., seitlich, Schräg- und Dens-Zielaufnahme), vorliegt, das suffizient kraniozervikal -HWK7 abklärt.

Ausnahmen von dieser Regel stellen Patienten dar, die von einem anderen Krankenhaus mit bereits vollständiger und dokumentierter Diagnostik nach Absprache mit dem AvD direkt auf die INT-1/-2 aufgenommen werden.

1.8   Verlegung, Transportbegleitung, OP-Begleitung

Beatmete Patienten oder spontane aber agitierte Patienten der Station, die für spezielle Untersuchungen oder Eingriffe in andere Funktionsbereiche gebracht oder auf eine andere Intensivstation verlegt werden müssen, dürfen nur in ärztlicher Begleitung und **mit entsprechendem Monitoring** transportiert werden. Die Mitnahme des Notfallkoffers ist zwingend notwendig. Beatmete Patienten werden zum Transport ausreichend sediert, evtl. relaxiert und kontrolliert mit einem Transportbeatmungsgerät beatmet. In jedem Fall ist eine **volle** O_2-Flasche mit einem PEEP-Ambubeutel mitzunehmen. Ausnahmen von dieser Regel müssen mit dem verantwortlichen Oberarzt abgesprochen werden.

Gefährdet sind neurochirurgisch-neurologische Patienten v. a. durch die Komplikationen **Hirnschwellung** und **Blutung**. In diesem Fall ist das diagnostische Verfahren der Wahl die kranielle Computertomographie (CCT). Es besteht dann eine dringliche und nicht selten eine vitale Indikation zur Durchführung eines CCT. Beatmete und/oder anderweitig gefährdete Patienten werden hierbei durch die zuständige Pflegekraft und den Stationsarzt begleitet.

In allen Schichten werden Patienten der Station zu rein diagnostischen Untersuchungen (z. B. CT, Angiographie) vom jeweiligen diensthabenden Arzt (Neuro, NCH, Anästh.) begleitet.

Patienten bei denen interventionelle Eingriffe erfolgen sollen (Embolisation, Coiling), sind für den Eingriff, wie bei normalen operativen Eingriffen auch, durch einen Anästhesisten zu betreuen. Diesbezüglich wird werktags 16:00–24:00 Uhr sowie samstags/sonntags und feiertags 7:00–24:00 ein anästhesiologischer Rufdienst A4/2 (Kontaktaufnahme über den diensthabenden Anästhesisten) bereitgestellt (Vorlaufzeit 20 min). Dieser anästhesiologische Rufdienst kann bei bewusstlosen Angiompatienten sowie bei Patienten mit höhergradiger aneurysmatischer Subarachnoidalblutung (SAB°III–V) in den entsprechenden Zeiten auch für rein diagnostische Maßnahmen (diagnostische Angiographie) in Anspruch genommen werden. Die Anästhesie wird sich bemühen, diesen Dienst auch Werktags ab 13:00 Uhr zur Verfügung zu stellen. Die pflegerische Begleitung (Bringen und Abholen) aller Patienten zur Diagnostik bzw. zu interventionellen Eingriffen erfolgt 24/7 durch das Intensivpflegepersonal.

Beatmete Patienten die in den OP gebracht werden sollen, werden von Anästhesisten auf der Station abgeholt. Der Intensivstationsarzt hat dafür Sorge zu tragen, dass dem Patienten sämtliche relevante Unterlagen, insbesondere die Röntgenbilder, mitgegeben werden

Spontane, kreislaufstabile und kooperative Patienten (z. B. bei 24-h-postoperativer Kontrolle) können von erfahrenen Pflegekräften mit entsprechendem Monitoring alleine zur bildgebenden Diagnostik begleitet werden. Ist keine erfahrene Pflegekraft hierfür abkömmlich bzw. der Patient nicht ausreichend stabil und kooperativ muss der Stationsarzt den Transport begleiten.

Patienten, die auf die peripheren neurochirurgischen/neurologischen Stationen verlegt werden, werden von den Pflegekräften der entsprechenden Stationen auf der Intensivstation abgeholt. Der Intensivstationsarzt hat dafür Sorge zu tragen, dass dem Patienten ggf. ein Verlegungsbericht, sämtliche Unterlagen und alle Röntgenbilder mitgegeben werden.

Wird ein Patient in ein anderes Krankenhaus verlegt, wird mit dem Oberarzt geklärt, ob eine Begleitung durch einen Arzt erforderlich ist, und der Stationsleitung-Pflege so frühzeitig wie möglich die transportrelevanten Informationen mitgeteilt (mit Arzt/ohne Arzt, Art des Transportmittels etc.), damit der Transport und seine Modalitäten rechtzeitig organisiert werden können. Arztbegleitete Transporte werden generell durch den Stationsarzt angemeldet Dem Patienten und seinen Angehörigen des Patienten wird die Verlegung so früh wie möglich mitgeteilt.

1.9 Informationsfluss, Kommunikation und Terminabsprachen

Eine optimale Versorgung eines Patienten auf der Intensivstation erfordert die Zusammenarbeit von Pflegepersonal und Ärzten im Team. Das setzt auch voraus, dass alle an der Behandlung beteiligten Kräfte (Ärzte, Pflegepersonal, Physiotherapeuten) einen ständigen Informationsaustausch pflegen. Das heisst, im Einzelnen, dass Ärzte, Pflegepersonal und andere beteiligte Personen des therapeutischen Prozesses aktuelle Veränderungen (Verbesserung/Verschlechterung) des Patienten erfragen/erfassen und diese Informationen in ihre Therapieentscheidungen mit einbeziehen. Aktuelle Therapieänderungen oder vorgesehene Maßnahmen müssen dem beteiligten Pflegepersonal ebenso mitgeteilt werden. Anordnungen müssen neben schriftlicher Fixierung in der Kurve auch mündlich an die jeweilige Pflegekraft weitergegeben werden, die alleinige schriftliche Niederlegung ist *nicht ausreichend*.

Alle an einem Patienten durchzuführenden, planbaren Maßnahmen müssen in Hinsicht auf die zeitliche Terminierung abgesprochen werden (Ausnahmen bilden natürlich vitale Indikationen). Hierzu gehören Maßnahmen wie: Anlage von intrakraniellen Messeinrichtungen (ICP-, CBF-, Gewebs-pO_2-, Mikrodialysesonde etc.), Tuohy-Drainagen, Bronchoskopie, Entfernung von Drainagen, Legen zentralvenöser Zugänge, erweitertes kardiopulmonales Monitoring (PiCCO-Katheter, LiDCO-Katheter), arterielle Druckmessung, wissenschaftliche Messungen, pflegerische Maßnahmen, Lagerung eines Patienten, usw.

1.10 Konsile

Die Indikation zur konsiliarischen Beratung durch andere Fachdisziplinen sollte **eher großzügig** gestellt werden. Um Doppelanmeldungen zu vermeiden, sollten Konsiliaruntersuchungen mit den Kollegen der vorhergehenden und nachfolgenden Schichten abgesprochen werden. Die entsprechenden Telefon- und Pieper-Nummern der Konsiliarien sind in der Telefonliste in der Kanzel zu finden.

1.11 Betreuung/Patiententestament

Patienten, die auf absehbare Zeit nicht aufklärungs- und einwilligungsfähig sind (nach schwerem SHT, höhergradiger SAB oder sonstigen Indikationen zur Langzeitbeatmung), sollte **frühzeitig** (innerhalb der ersten Woche nach Aufnahme) eine Betreuung beim Amtsgericht Heidelberg beantragt werden, um unnötige Verzögerungen zu vermeiden. Der Betreuende ist an Stelle des Patienten über planbare therapeutische aber auch diagnostische Eingriffe (Tracheotomie, Shunt, PEG, Zystofix, TEE...) aufzuklären und muss an des Patienten statt einwilligen.

Bei volljährigen Patienten werden als Betreuer bevorzugt die nächsten Angehörigen (Ehepartner, Kinder, Eltern, Geschwister etc.) zu ihrer Bereitschaft hierzu befragt und grob über die Aufgaben eines Betreuers aufgeklärt. Ein entsprechender dringlicher Antrag liegt als Vordruck auf den Stationen bereit und muss an das Vormundschaftsgericht gefaxt werden.

Bei minderjährigen Patienten haben automatisch beide Eltern das Sorgerecht. Für planbare diagnostische und therapeutische Eingriffe müssen immer **beide Elternteile** aufgeklärt und eine entsprechende Einwilligung eingeholt werden.

Sollten die Verwandschaftsverhältnisse eines Patienten ungeklärt bleiben oder Angehörige nicht erreichbar oder geeignet sein, kann ein Antrag auf Bestellung eines professionellen Betreuers gestellt werden.

In jüngster Zeit finden sich immer häufiger Patienten, die im Rahmen einer Patientenverfügung auch eine sog. »**Vorsorgevollmacht**« ausgesprochen haben. Diese muss von mindestens zwei Zeugen unterschrieben sein, besser noch notariell beglaubigt. Eine solche Vorsorgevollmacht beinhaltet in der Regel alle Belange eines Betreuers. In einem solchen Fall ist somit die hierin genannte Person automatisch als betreuende eingesetzt, eine erneute Beantragung ist dann nicht notwendig bzw. nicht zulässig.

Ein Patiententestament ist für die behandelnden Ärzte bindend.

1.12 Auskunft über Patientenstatus

Prinzipiell unterliegt jegliche Auskunfterteilung über den Zustand des Patienten der Schweigepflicht, so dieser nicht ausdrücklich (=dokumentiert) das behandelnde Personal hiervon befreit hat. Auf einer Intensivstation ergeben sich hieraus zwei Probleme:

- Ist ein Betreuer für den Patienten bestellt (► Kap. 1.11), ist er allein berechtigt, Auskunft zu erhalten oder zu bestimmen, wer Auskunft erhalten darf.
- Solange keine Betreuung eingerichtet ist, ist die umfassende Auskunft an Angehörige über den Zustand eines Patienten nach schwerem SHT, SAB oder ähnlich schweren Ereignissen rechtlich schwierig, lässt sich aber moralisch vertreten, da nach einem schweren Schicksalsschlag die Familie nicht völlig im Ungewissen gelassen werden kann. Derlei Auskünfte sollten nach Möglichkeit **immer persönlich** erfolgen. Telefonische Auskünfte lassen sich nur vertreten, wenn der Anrufende persönlich bekannt ist.

Alle von auswärts (von Freunden, Bekannten oder gar Arbeitgebern d. Patienten) an die Behandelnden gerichteten Anfragen dürfen nicht beantwortet werden (im Falle des Arbeitgebers rechtswidrig). Es ist auf den entsprechenden Betreuer/Familie zu verweisen.

1.13 Dokumentation nach Versterben eines Patienten

Verstirbt ein Patient, werden Todeszeitpunkt und Todesumstände auf der Rückseite der Patientenkurve mit Unterschrift festgehalten. Die Angehörigen werden benachrichtigt. Ist der Patient an einer unnatürlichen Todesursache verstorben (z. B. Folge eines Traumas) wird die zuständige Polizeidienststelle verständigt. In diesem Fall bleiben alle Zugänge, Katheter etc. in situ.

Für jeden auf Station verstorbenen Patienten werden ein Sterbschein und ein Sektionsantrag für die Pathologie ausgefüllt:

1. Sterbeschein

Der Sterbeschein beinhaltet die Personendaten des Patienten, Todeszeitpunkt und –ort sowie die Station, auf der der Patient verstorben ist. Art des Todeseintritts und Todesursache müssen nicht vermerkt werden. Das Ausfüllen der Angaben auf dem Sterbeschein muss sorgfältig erfolgen, um Nachfragen zu vermeiden.

Im Falle eines nicht natürlichen Todes (z. B. Schädel-Hirn-Trauma) oder ist die Todesursache ungewiss, bleiben alle Zugänge, Katheter und der Beatmungstubus in situ. Entsprechend der Leitlinien für Rechtsmedizin (Regeln zur Durchführung der ärztlichen Leichenschau, AWMF-Reg.-Nr. 055/001, Stand 11/2001) ist für den nicht natürlichen Tod die naturwissenschaftliche Definition eines von außen einwirkenden Ereignisses entscheidend. Somit handelt es sich um einen Sammelbegriff für: Selbsttötungen, Unfalltodesfälle, Tötungen durch fremde Hand und Todesfälle infolge ärztlicher Eingriffe.

2. Leichenschein/Sektionsantrag

Dieser Schein muss immer ausgefüllt werden, auch wenn keine Obduktion vorgesehen ist, da es sich eben auch um einen Leicheneinweisungsschein handelt. Hier wird neben persönlichen Daten, Aufnahmedatum und Diagnose des Patienten ein kurzer (stichwortartiger) Bericht des Verlaufs mit der Todesursache festgehalten. Im Falle eines natürlichen Todes sind die Angehörigen des Patienten darüber zu befragen, ob eine Sektion vorgenommen werden darf.

Ist die Leiche durch die Staatsanwaltschaft beschlagnahmt worden, muss dies auf dem Leicheneinweisungsschein vermerkt werden. Der Schein wird umgehend in die Pathologie gefaxt (Fax 4661, Tel. 2631).

1.14 Geräteeinweisung, Gerätekunde gemäß Medizinprodukte-Geräteverordnung (MPG)

Jeder Mitarbeiter der Station INT-1 oder -2 (Arzt oder Pflege) muss laut Medizinprodukte-Verordnung in die von ihm benutzten Geräte eingewiesen sein. Dies erfolgt in regelmäßigen Abständen durch die/den Gerätebauftragte(n) und/oder den Beauftragten der Herstellerfirma. Jeder einzelne Mitarbeiter ist aber auch verpflichtet, sich um individuelle Termine für eine Einweisung zu kümmern. Von ganz besonderer Bedeutung ist die Einweisung in die Beatmungsgeräte. Jeder auf der Station tätige Arzt muss nach entsprechender Einarbeitung und Einweisung in der Lage sein, selbständig eine Beatmungstherapie mit den entsprechenden Beatmungsgeräten durchzuführen und zu überwachen.

Zu Beginn der Tätigkeit auf den Intensivstationen müssen neue Mitarbeiter in die korrekte Handhabung aller von ihnen zu bedienenden Geräte (Perfusoren und Infusionspumpen, Respiratoren, Monitore, PiCCO-, Licox®-, Drucksondenmonitore, Mikrodialyse etc.) eingewiesen werden. Das gleiche gilt für alle Mitarbeiter bei Anschaffung neuer Geräte, die sich in der Bedienung von vorhandenen unterscheiden. Die Einführung muss durch einen in der Handhabung erfahrenen Kollegen bzw. durch einen Verantwortlichen der Herstellerfirma erfolgen. Die Einweisungen sollten in regelmäßigen Abständen und nach Bedarf stattfinden. Jeder Mitarbeiter ist gehalten, sich eigenständig um die erforderlichen Einweisungen zu kümmern. Termine hierzu werden im Rahmen der regelmäßigen Stationsbesprechungen/Übergaben bekannt gegeben.

Nach erfolgter Einweisung an einem Gerät wird dieses auf einem Dokumentationsbogen festgehalten (Bestätigung der erfolgten Einarbeitung in die Geräte durch Unterschrift jedes Mitarbeiters der neurochirurgischen Intensivstation auf Formblatt ◘ Abb. 5, Anhang II), der vom Eingewiesenen persönlich aufbewahrt werden muss. Eine Kopie geht an den QMB-NCH.

2 Allgemeiner Teil zur Therapie

2.1 Allgemeine Prinzipien in der neurologisch-neurochirurgischen Intensivmedizin

Wesentliche Aufgabe der Intensivmedizin ist die Überwachung und Sicherung der vitalen Funktionen des schwerkranken oder gefährdeten Patienten. Hierzu gehören das adäquate Monitoring (*cave Unter- oder Übermonitoring!*), und die angepasste Diagnostik und Therapie.

In diesen allgemeinen Punkten unterscheidet sich die neurologisch-neurochirurgische Intensivmedizin nicht von der allgemeinen Intensivtherapie. Folgende Punkte sind aber auf unserem Gebiet ganz besonders zu beachten:

- Der Patient muss soweit wie möglich **neurologisch beurteilbar** sein:
- Die frühzeitige postoperative Extubation ist anzustreben
- der beatmungspflichtige Patient ist, soweit es seine pulmonale, hämodynamische und psychische Situation erlaubt, möglichst flach zu sedieren (Ausnahme hiervon ist der Patient mit deutlich erhöhten intrakraniellen Druck, bei dem hirndrucksenkende Maßnahmen wie tiefe Analgosedierung, manchmal unter Einschluss der Barbituratnarkose, Vorrang haben vor der klinisch-neurologischen Beurteilbarkeit).
- Mehr noch als bei sonstigen Intensivpatienten ist auf eine ausreichende **zerebrale Perfusion** zu achten. Hypertoniker haben eine nach rechts verschobene Autoregulationskurve der zerebralen Vasomotorik. Wird bei einem Patienten der ICP gemessen, lässt sich der **zerebrale Perfusionsdruck** berechnen. Er sollte immer über 60 mmHg betragen.

> **Merke:**
> CPP = MAP−ICP
> (*CPP* zerebraler Perfusionsdruck, *MAP* mittlerer arterieller Blutdruck,
> *ICP* intrakranieller Druck)

- Es wird – im Gegensatz zu sonstigen Intensiv-Patienten (insbes. ARDS-Patienten) – ein p_aO_2 von >100 mmHg alternativ eine S_aO_2 >94% angestrebt.
- Der Blutzuckerspiegel ist zwischen 100 und 120 mg/dl zu halten.

2.2   Intubation und Beatmung

Intubiert und beatmet werden Patienten, wenn sie
- nicht oder nicht ausreichend spontan atmen zur **Vermeidung von Hypoxie und Hyperkapnie**;
- keine ausreichenden Schutzreflexe (Schlucken/Husten) haben zur Vermeidung der **Aspiration von Magen-Darm-Inhalt.**

Im Rahmen der Intubation sind zu vermeiden:
- Hypoxie
- Hyperkapnie
- Exzessive Blutdruckschwankungen
- Anstieg des ICP
- Aspiration

2.2.1 Intubation

Intubationswagen und Narkosegerät befinden sich im Zimmer und sind auf Funktionsfähigkeit und Vollständigkeit geprüft. Endotrachealtubus der entsprechenden Größe (Männer 8,0–9,0 mm ID, Frauen 7,5–8,5 mm ID als Anhaltsgröße) sowie ein Tubus eine Größe kleiner. Ein(e) in der endotrachealen Intubation erfahrene(r) Ärztin/Arzt muss zur Verfügung stehen. Schwester oder Pfleger sind anwesend und in das Vorgehen der Intubation eingewiesen. Der Patient ist, soweit es sein Zustand erlaubt, über das Procedere aufgeklärt.

Der **nüchterne** Patient wird wie üblich mit einem Opioid (Fentanyl: 0,1–0,2 mg) und i.v.-Narkotikum (z. B. Etomidate® 0,3 mg/kgKG, Patienten mit Verdacht auf Hirndruck: Trapanal® 5 mg/kgKG eingeleitet, mit einem nichtdepolarisierenden Muskelrelaxans (Rocuronium [Esmeron®]- 0,6 mg/kgKG oder Vecuronium [Norcuron®] 0,1 mg/kgKG) relaxiert, mit 100% O_2 von Hand mit einer Maske zwischenbeatmet (O_2-Reservoirbeutel obligat!) und nach Eintreten der vollständigen Relaxation (Esmeron ca. 1 min, Norcuron ca. 2–3 min) **orotracheal** intubiert.

❶ **Cave:** Bei der Intubation eines Patienten mit einem ungeclippten zerebralen Aneurysma muss ein anästhesiologischer Facharzt oder ein in der Intubation erfahrener Intensivarzt anwesend sein!

Der **nicht nüchterne** Patient stellt in zweifacher Hinsicht ein großes Problem dar, da er erstens erheblich **aspirationsgefährdet** ist, und zweitens die klassische »Blitzintubation« unter Verwendung des schnell-wirksamen, depolarisierenden Muskelrelaxans Succinylcholin wegen seiner Nebenwirkungen (ICP-Anstieg, exzessive Hyperkaliämie bei Schädel-Hirn-traumatisierten und sonstigen neurologisch vorgeschädigten Patienten) nicht durchgeführt werden sollte. Bei Patienten mit frischem Schädel-Hirn-Trauma kann in Abwägung der Umstände (voller Magen vs. potenzielle unerwünschte Wirkungen) Succinylcholin eingesetzt werden.

❶ **Cave:** In jedem Fall wird ein aspirationsgefährdeter Patient immer von einem erfahrenen Anästhesisten intubiert, der entscheidet, ob und womit der Patient zur Intubation relaxiert wird!

Der aspirationsgefährdete Risikopatient

1. Oberkörper hoch lagern, Absaugung mit großem Katheter (orange) konnektieren, Sog an!
2. Präoxygenierung mit 100% (Maske auf Gesicht aufsetzen, nicht aktiv beatmen, wenn der Patient noch spontan atmet!!)
3. Fentanyl 0,1–0,2 mg i.v.
4. erwägen, nichtdepolarisierendes Muskelrelaxans in geringer Dosis vorzugeben (z. B. 1 mg Norcuron) um die ausgeprägten Muskelfaszikulationen von Succinylcholin zu verhindern
5. Etomidate 0,3 mg/kgKG oder Trapanal 5 mg/kgKG
6. sofort danach Rocuronium (Esmeron) 1 mg/kgKG i.v. oder Succinylcholin 1,0–1,5 mg/kg i.v.

7. Krikoiddruck durch Assistenzpersonal (dadurch Verschluss des Ösophagus, wird beibehalten, bis der Tubus geblockt und seine korrekte Lage in der Trachea gesichert ist)
8. Endotracheale Intubation
9. Legen und Fixieren einer transnasalen Magensonde

Nach der Intubation wird der Tubus auskultatorisch auf seine korrekte Lage überprüft (über beiden Lungen Atemgeräusch?). Ist der Tubus zu weit vorgeschoben worden, befindet sich die Tubusspitze zumeist im rechten Hauptbronchus. Man auskultiert dann nur über der rechten Lunge ein Atemgeräusch. Der Tubus wird dann etwas zurückgezogen, bis man über beiden Lungen ein seitengleiches Atemgeräusch auskultiert und sich seitengleiche Thoraxexkursionen zeigen.

Der Tubus wird bei einem erwachsenen Mann von normaler Körpergröße (1,70 m–1,85 m) zunächst bei 24 cm Zahnreihe, bei Frauen (1,60 m–1,80 m) bei 22 cm Zahnreihe fixiert. Nicht zu vergessen ist, dass im Rahmen von den bei beatmeten Patienten durchgeführten Thoraxröntgenaufnahmen die Tubuslage gut zu sehen ist. Aus Furcht vor der einseitigen Intubation wird der Tubus gelegentlich nicht weit genug eingeführt, sodass der Tubuscuff zwischen den Stim mlippen liegt. Man auskultiert Nebenluft.

❶ Cave: Die Ursache von Nebenluft ist bei korrekt geblocktem Tubus fast nie ein defekter Tubuscuff, sondern bis zum Beweis des Gegenteils eine Tubusfehllage.

Der Tubus wird dann in Intubationsbereitschaft weiter vorgeschoben. Oxygenierung mit 100% Sauerstoff, Absaugen von Mund und Rachenraum, Entblocken des Tubus und vorsichtiges Vorschieben. Wenn das nicht gelingt, Laryngoskopie und Einführen des Tubus unter Sicht.

2.2.2 Beatmung

Ziel der Beatmungstherapie ist die Normokapnie (p_aCO_2 40 mmHg), bei bestimmten Indikationen die kontrollierte Hypokapnie (p_aCO_2 30–35 mmHg, z. B. im Rahmen der Therapie des erhöhten intrakraniellen Drucks) und die adäquate Oxygenierung.

> **Merke:**
>
> SHT:
>
> 1. Patienten ohne erhöhten intrakraniellen Druck werden nicht hyperventiliert (≥ 35 mmHg p_aCO_2)!
> 2. In den ersten 24 h nach Trauma wird nicht prophylaktisch hyperventiliert, da der CBF in dieser Periode (z. B. nach Trauma) bereits kritisch erniedrigt ist.
> 3. Zur akuten Therapie eines erhöhten ICP kann es nötig sein, eine forcierte Hyperventilation durchzuführen (≤ 30 mmHg p_aCO_2), dies erfolgt aber nur unter gleichzeitigem Monitoring der zerebralen Oxygenierung.

Zur Vermeidung eines Anstiegs des p_aCO_2, werden die Patienten grundsätzlich im **druckkontrollierten** Modus mit engen Volumenalarmgrenzen beatmet. Unkontrollierte Anstiege des p_aCO_2 mit der daraus resultierenden zerebralen Vasodilatation und ICP-Erhöhung sollten vermieden werden. Die Applikation von PEEP im Rahmen der Beatmungstherapie ist obligatorisch und ist bis zu einer Höhe von etwa 10 mmHg auch bei erhöhtem Hirndruck anwendbar. Im Einzelfall muss zwischen Lungen- und neuroprotektivem Beatmungsregime entschieden werden. Erwachsene Patienten ohne pulmonale Problematik erhalten einen PEEP von 5–10 mmHg (ab 80 kgKG 8 mmHg), Kinder bis zu 10 Jahren von 5 mmHg. Höhere PEEP-Stufen (>10 mmHg) werden nur bei Patienten mit spezieller pulmonaler Problematik eingesetzt. Die sollte mit dem anästhesiologischen Oberarzt abgesprochen sein.

Einstellung des Beatmungsgerätes

- Modus: druckkontrolliert (DK)/BIPAP
- Atemzug- (Tidal-)Volumen: 8–10 ml/kgKG
- Atemfrequenz: 10–12/min
- PEEP: s. oben
- F_iO_2: 0,4

Spätestens nach 30 min Blutgasanalyse und entsprechende Korrektur der Beatmungsparameter.

Atmet der Patient spontan, wird das Beatmungsgerät auf druckunterstützte Spontanatmung umgestellt. Die Druckunterstützung wird so gewählt, dass der Patient ausreichend hohe Atemzugvolumina erhält und mit einer Frequenz von 10–16 Atemzüge/min atmet. Der Beatmungstubus stellt ein Widerstand für den ungestörten Ein- und Ausstrom von Atemluft dar. Er bedeutet für den **spontan** atmenden Patienten erhöhte und unnütze Atemarbeit.

Merke:

Jeder spontan atmende intubierte Patient erhält zur Tubuskompensation eine Druckunterstützung! (mindestens 8–10 mmHg)

2.2.3 Extubation

Wann wird der Patient extubiert?

1. Wenn es sein **neurologischer Status** erlaubt:
   - Hustenreflex
   - Schluckreflex
   - Patient befolgt gezielt Aufforderungen
2. Wenn es seine **pulmonale Situation** erlaubt:
   - p_aO_2 über 70 mmHg bei F_iO_2 von 0,35 bei PEEP unter 7 mbar
   - p_aCO_2 unter 40 mmHg unter druckunterstützter Spontanatmung mit einer Druckunterstützung von weniger als 9 mmHg.
3. Wenn es seine **hämodynamische Situation** erlaubt:
   - Patient ist kreislaufstabil
   - Patient ist nicht hochdosiert katecholaminpflichtig
4. Es liegen keine sonstigen **Kontraindikationen** vor, z. B. Hypothermie <36°C, metabolische Entgleisung.

Ausnahmen von diesen Regeln wird es immer geben. Es liegt dann in der Verantwortung des diensthabenden anästhesiologischen Oberarztes, die Extubation durchführen zu lassen oder nicht.

Erfüllt der Patient die oben genannten Extubationskriterien, empfiehlt sich folgendes Vorgehen für die Extubation:

1. Ein in der endotrachealen Intubation erfahrener Arzt muss zur Verfügung stehen. Schwester oder Pfleger sind anwesend und sind in das Vorgehen der Extubation eingewiesen. Der Patient ist, soweit es sein Zustand erlaubt, über das Procedere aufgeklärt.

2. Herstellen der Intubationsbereitschaft: Endotrachealtuben (einer so groß wie der noch liegende und einer der nächst kleineren Größe) sowie Medikamente für die Reintubation liegen bereit.

3. Ambu-Beutel auf Funktionsfähigkeit überprüfen.

4. Nasensonde oder High-flow-Maske liegen bereit.

5. Oxygenierung des Patienten mit 100% Sauerstoff über mindestens 3 min.

6. Mageninhalt über Magensonde absaugen.

7. Mund- und Rachenraum absaugen.

8. Entblocken des Tubus und zügiges Entfernen des Tubus.

9. Einbringen der Nasensonde oder Aufsetzen der High-flow-Maske zur Sauerstoffinsufflation, evtl. Guedel- oder Wendel-Tubus.

10. Klinische Beurteilung des Patienten:
    - erschwerte In- oder Exspiration?
    - Atemmechanik? Interkostale Einziehungen?
    - In- oder exspiratorischer Stridor?

11. Nach 15 min Kontrolle der Blutgase.

12. Wenn erforderlich, Masken-CPAP mit PEEP von 5, 7,5 oder 10 cm H_2O.

13. Bei inspiratorischem Stridor (meistens aufgrund einer durch den endotrachealen Tubus verursachten Schwellung der Stimmbänder) Adrenalinvernebelung: 1 ml Adrenalin 1:1000 (= 1 Amp. Suprarenin®) in 5 ml NaCl.

2.2.4 Weaning langzeitbeatmeter Patienten

Ist ein Patient tracheotomiert und längere Zeit beatmet, muss er von der Beatmung entwöhnt, »geweant« werden, da quergestreifte Muskulatur, also auch die Atemmuskulatur, rasch hypotrophiert, wenn sie nicht aktiviert wird. Um die eigene Atemmechanik möglichst schonend wieder zu trainieren, muss der Patient über mehrere Tage intermittierend und progredient an der feuchten Nase atmen.

2.3 Tracheotomie

2.3.1 Perkutane Dilatationstracheotomie

Die Tracheotomie wird durch die HNO-Klinik durchgeführt. Sofern keine absoluten oder relativen Kontraindikationen bestehen (Blutungsneigung und Gerinnungsstörungen, Struma oder sonstige anatomischen Besonderheiten) werden Patienten auf Station unter fiberoptischer Kontrolle perkutan tracheotomiert. Es ist zu bedenken, dass es im Rahmen der Tracheotomie aufgrund der eventuellen Hypoventilation (Bronchoskop im Tubus) zu einem passageren p_aCO_2-Anstieg kommen kann.

❶ Cave: Bei perkutan tracheotomierten Patienten ist sorgfältig darauf zu achten, dass die Trachealkanüle nicht disloziert, da ein Rekanülierungsversuch in den ersten Tagen technisch nicht möglich ist!

Bei Dislokation der Kanüle muss der Patient wie üblich orotracheal intubiert und der Tubuscuff unterhalb der Tracheotomie platziert werden.

Zur Rekanülierung im Notfall und vor dem eigentlich geplanten Tag des Kanülenwechsels gilt folgende Vorgehensweise (**vorerst nur mit anwesendem Oberarzt**):

1. Den am Fenster hängenden blauen Dilatator (24 Fr.) mit Gleitmittel versehen und in eine 8er-Spiral-Trachealkanüle einführen.
2. Den Orotrachealtubus unter Laryngoskopiekontrolle zurückziehen, bis der Cuff zur Hälfte in der Stimmritze sitzt.
3. Den am Fenster hängenden Seldinger-Draht in den weißen Führungsmandrin einführen (dabei dessen schwarze Markierung mit kleiner Verdickung – Stopper für den blauen Dilatator – Richtung gekrümmtes Drahtende) und dann beide durch das Tracheostoma einführen (ca. 10 cm tief).
4. Darüber den blauen Mandrin mit der Trachealkanüle einführen, blauen Dilatator festhalten und Kanüle alleine weiter vorschieben (gewisser Gewebewiderstand möglich, daher u. U. sanfte Kraftaufwendung erforderlich).
5. Lagekontrolle über den Orotrachealtubus und danach über die Trachealkanüle mit dem Bronchoskop.
6. Trachealkanüle annähen.

Bitte maximal nur zwei Kanülierungsversuche. Bei Problemen wird der Patient orotracheal intubiert gelassen. Ein erneuter Versuch wird mit einem neuen Tracheotomieset wie bei einer primären perkutanen Tracheotomie nur in Anwesenheit des diensthabenden anästhesiologischen Oberarztes durchgeführt. Kleinere Blutungen aus dem Tracheostoma während des Rekanülierens sind in der Regel ungefährlich, da sie durch die neu gelegte Kanüle komprimiert werden.

2.3.2 Plastische Tracheotomie

Die plastische Tracheotomie findet ihren Vorzug, wenn die oben genannten Kontraindikationen vorliegen oder zu erwarten ist, dass der Patient längerfristig Kanülenträger sein wird. Sie hat den Vorteil, dass aufgrund des plastisch angelegten Tracheostomas, d. h. durch Naht der zervikalen Haut an die Tracheawand, der Kanülenwechsel einfach durchzuführen ist. Der Nachteil des plastischen Tracheostomas liegt in der Notwendigkeit, einen operativen Eingriff im Intensivzimmer oder im OP durchführen zu müssen, der einen gewissen logistischen Aufwand bedeutet. Außerdem muss das plastische Tracheostoma in einem zweiten Eingriff wieder operativ verschlossen werden.

Die Tracheotomie wird durch die HNO-Klinik durchgeführt. Für Rückfragen steht deshalb immer ein Ansprechpartner im Haus zur Verfügung (AvD der HNO). Nach der OP sollte der Patient antibiotisch mit einem Breitbandantibiotikum abgedeckt werden (z. B. Augmentan®, Spizef®, Sobelin®), um eine Wundinfektion durch den Speichel und das Bronchialsekret zu verhindern. Am dritten postoperativen Tag sollte der erste Kanülenwechsel durch die HNO-Klinik erfolgen. Weitere Kanülenwechsel können in 1- bis5-tägigen Abständen durch das Intensivteam folgen. Bildet der Patient z. B. wenig Sekret und die Kanüle wird regelmäßig abgesaugt, besteht keine Notwendigkeit eines täglichen und für den Patienten belastenden Kanülenwechsels. Am 12.–14. postoperativen Tag werden die Fäden durch die HNO-Klinik entfernt.

Zeigt sich postoperativ, dass sich der Patienten überraschenderweise schneller erholt, als zunächst erwartet, können die Fäden auch schneller gezogen werden und das Tracheostoma kann abgeklebt werden. In solchen Fällen kann es auch zu einem spontanen Verschluss des Tracheostomas kommen.

Wichtige Informationen für den Kanülenwechsel

- Absaugung bereit halten
- Ersatzkanüle vor dem Wechsel auf Cuffdichtigkeit prüfen, Luft wieder komplett entfernen, Gleitmittel applizieren und Führungshilfe einsetzen
- Langes Spekulum bereithalten (Kilian-Spekulum): dieses Spekulum muss immer im Zimmer in Griffnähe liegen!
- Vor dem Entblocken absaugen und während des Entblockens weiter absaugen: häufig staut sich sehr viel Sekret über dem Cuff
- Kanüle entfernen und zur Seite legen (erst verwerfen, wenn neue Kanüle appliziert)
- Kilian Spekulum einsetzen und Tracheostoma etwas aufdehnen
- Neue Kanüle einsetzen und blocken, Führungshilfe entfernen
- Ventilation mit Spekulum überprüfen
- Kanüle fixieren

Im Zweifel HNO-Kollegen hinzu rufen. Aber nochmals: Kanülenwechsel bei plastisch tracheotomierten Patienten sind wesentlich ungefährlicher als bei dilatativ tracheotomierten Patienten.

2.4 Analgosedierung des beatmeten Patienten

Beatmete Patienten müssen in der Regel sediert werden, damit sie:
- keinen Stress oder Angst erleben,
- den Endotrachealtubus tolerieren,
- nicht gegen den Respirator kämpfen.

Die zusätzliche Gabe eines Analgetikums ist dann erforderlich, wenn davon ausgegangen werden muss, dass der Patienten Schmerzen empfindet. Darüber hinaus dämpfen zentral wirksame Analgetika den Hustenreiz, der durch den Endotrachealtubus ausgelöst werden kann. Speziell bei Neurointensivpatienten kommt die positive Auswirkung einer Analgosedierung auf zerebralen Stoffwechsel, intrakraniellen Druck, zerebrale Perfusion und Ischämietoleranz hinzu. Mit Ausnahme des schwer Schädel-Hirn-traumatisierten Patienten, bei dem im Rahmen der Therapie des erhöhten intrakraniellen Druckes (► Kap. 3.6.1) eine tiefe Sedierung notwendig sein kann, ist eine eher flache Sedierung anzustreben, damit der Patient soweit wie möglich neurologisch beurteilbar ist. Unter einer optimalen Sedierung sollte der Patient kooperativ, stress-, angst- und schmerzfrei, sowie neurologisch beurteilbar sein. Im klinischen Alltag ist dieser ideale Zustand nur selten zu erreichen. Es muss aber immer wieder geprüft werden, ob die Sedierung zu flach oder zu tief ist. Die Überprüfung der Sedierungstiefe kann anhand des sog »Ramsay-Scores« objektiviert werden (► Kap. 2.4.1 werden einige Substanzen näher besprochen.

◘ Tab. 2.1. Ramsay-Score

Score	Sedierungstiefe	Beurteilung
R 6	Tiefes Koma	Zu tief
R 5	Narkose (träge Reaktion auf Schmerzen)	Tief
R 4	Tiefe Sedierung (Reaktion auf Schmerzen)	Adäquat
R 3	Sedierung (Reaktion auf Schmerzen, bedingt ansprechbar)	Adäquat
R 2	Kooperativ (Reaktion auf Ansprache, kooperativ, Beatmungstoleranz)	Adäquat
R 1	Agitiert, unruhig, Angst	Zu flach
R 0	Wach und orientiert	Wach

2.4.1 Sedativa und Hypnotika

Benzodiazepine

Als Hauptpfeiler der Sedierung stehen **Benzodiazepine** zur Verfügung. Da Benzodiazepine praktisch keine Eigenwirkung entfalten und nur indirekt über das hirneigene GABA-erge System hemmend auf die Erregbarkeit der Neuronen einwirken, hat das eine relativ große therapeutische Breite zur Folge: eine »Überdosierung« kommt beim beatmeten Patienten somit praktisch nicht vor, da das GABA-System nicht mehr als maximal stimuliert werden kann. Als Hauptnebenwirkung muss jedoch eine Blutdrucksenkung (durch Vasodilatation) und eine Atemdepression einkalkuliert werden.

Als häufigste Vertreter dieser Gruppe stehen bevorzugt wegen ihrer kurzen Halbwertszeit und Wirkdauer in der neurologisch-/neurochirurgischen Intensivmedizin **Midazolam (Dormicum®)** und **Flunitrazepam (Rohypnol®)** zur Verfügung (► Kap. 4, ◘ Tab. 4.1).

Im Falle einer Überdosierung, z. B. beim nichtintubierten Patienten, kann die Wirkung kurzfristig durch Flumazenil (Anexate®) aufgehoben werden (**Cave:** *Wirkdauer etwa 1 h*). Indikationen zur Antagonisierung sind:

- Aufheben einer prolongierten Bewusstlosigkeit durch iatrogene Überdosierung. Die Zeit der Entwöhnung von (mit Benzodiazepinen) lanzeitsedierten Patienten kann damit u. U. verkürzt werden.
- Eröffnung eines diagnostischen Fensters zur differenzialdiagnostischen Abklärung.
- Auftreten paradoxer Reaktionen (Aggressivität, Agitiertheit, akute Psychose)

Propofol (Disoprivan®)

Die fettlösliche, in einer 10%igen Öl-Emulsion vorliegende Substanz (enthält Sojaöl und Eiphosphatid) besitzt wie die Benzodiazepine keinerlei eigene analgetische Wirkung. Propofol liegt in 1%iger und 2%iger Konzentration vor. Es besticht durch eine extrem kurze Wirkdauer (4–6 min) und sehr gute Steuerbarkeit und ist somit insbesondere für Kurznarkosen sehr gut geeignet. Es kommt seltener als bei anderen Sedativa zu postnarkotischer Nausea oder Erbrechen. Für eine ausreichende Analgesie ist die Kombination mit einem kurzwirksamen Opioid obligat (z. B. Sufentanil, Remifentanil).

Im Mittel werden 1,5–3 mg/kgKG/h über Perfusor verabreicht (► Kap. 4, ◘ Tab. 4.1).

Häufigste Nebenwirkung sind Atemdepression (**Cave:** *bei Sedierung wacher Patienten!*), Blutdruckabfall, Injektionsschmerz. Als positiver Nebeneffekt insbesondere beim SHT-Patienten kommt es zu einem Abfall des intrakraniellen Druckes. Durch Suppression des Hirnstoffwechsels besitzt Propofol auch einen neuroprotektiven Effekt. In der Langzeitsedierung ist Propofol für eine Anwendung *bis zu 7 Tagen zugelassen*. Danach besteht ein erhöhtes Risiko eines Propofol-Infusionssyndroms mit Rhabdomyolyse. Zur Prävention wird empfohlen, die Dosierung auf <4 mg/kgKG/h und die Anwendungsdauer auf maximal 7 Tage zu beschränken

Bei Anwendung für mehrere Tage ist auch die Darreichungsform zu bedenken: Die Gabe von 3 mg/kgKG/h Propofol 2% (pur in 50-ml-Perfusor, auf 10–12 ml/h) führt dem Patienten 0,36g/kgKG/d Fett zu. Bei höherer

Dosierung kann die Fettzufuhr somit durchaus 50% des täglichen Kalorienbedarfs ausmachen.

Gamma-Hydroxybuttersäure (GHB, Somsanit®)

Der körpereigene Wirkstoff GHB ist ein mit der γ-Aminobuttersäure (GABA) verwandter eigenständiger Neurotransmitter mit spezifischen Rezeptoren. GHB wirkt je nach Dosierung schlafinduzierend, hypnotisch und narkotisch bei allenfalls geringer Beeinträchtigung der Spontanatmung. Bei hoher Dosierung oder zu rascher Bolusgabe können Nebenwirkungen wie Myoklonien und Brechreiz auftreten. Es gibt Hinweise auf eine Entkopplung von zerebralem Blutfluss und zerebralem Glukosestoffwechsel unter GHB. Hierbei kommt es neben einer Unterdrückung der zellulären Glukoseaufnahme und verminderten -utilisation zu einem Anstieg der Glukosekonzentration und Abfall der Metabolitkonzentrationen von Laktat und Pyruvat im Liquor. Somit wird auch der zerebrale O_2-Bedarf gesenkt. Sowohl beim ischämisch als auch beim traumatisch induzierten Hirnödem führt GHB zu einer Reduktion des Ödems und des intrakraniellen Druckes. Beim SHT-Patienten führte die Gabe von GHB/Fentanyl im Vergleich zu Thiopental/Fentanyl zu signifikant höheren Überlebensraten.

GHB ist für die Basissedierung auch wacher Patienten geeignet, wo es auf die neurologische Beurteilbarkeit ankommt (scheint der Sedierung mit Benzodiazepinen überlegen durch bessere Kooperation der Patienten und verkürzte Aufwachzeiten). Als Sedierungserweiterung beim langzeitbeatmeten Patienten kann GHB zur erheblichen Einsparung von Opioiden führen.

❶ GHB i.v. liegt als gelöstes Natriumsalz vor (pH 8,0) und führt dem Patienten je nach Dosierung 200–400 mmol/dl Na^+ zu!
Nur bei intakter Nierenfunktion und normalem Na^+-Serumspiegel verwenden.

Dosierung: initiale Bolusgabe 40–50 mg/kgKG über 30 min; danach 10–20 mg/kgKG/h (▶ Kap. 4, ◘ Tab. 4.1)..

S-Ketamin (Ketanest S®)

S-Ketamin besitzt neben der (relativ geringen) hypnotischen auch eine hochpotente analgetische Wirkkomponente. Die Wirkung ist komplex und setzt an verschiedenen Rezeptoren an:
- Nichtkompetetitiver Antagonismus am NMDA-Rezeptor (Hemmung des exzitatorischen Neurotransmitters Glutamat)

- Agonismus an Opiatrezeptoren (Analgesie)
- Agonismus an zentralen sympathischen Systems
- Hemmung der peripheren Wiederaufnahme von Noradrenalin

Es erwirkt eine »dissoziative Anästhesie« (elektrophysiologische Desintegration zwischen thalamao-neokortikalen Depression und partieller limbischer Aktivierung). Dies führt bei relativ geringer hypnotischer Wirkung zu kompletter Amnesie. Die für den Vorläufer Ketamin beschriebenen Alpträume in der Aufwachphase sollen beim S-Ketamin seltener auftreten. Eine ICP-Erhöhung wird kontrovers diskutiert: bei spontan atmenden Patienten ist der Effekt offenbar auf ein erhöhtes p_aCO_2 zurückzuführen und tritt beim beatmeten Patienten in den Hintergrund.

Dennoch empfiehlt sich die Anwendung von Ketanest-S® in der Regel nur als zusätzliche Sedierung, wenn die Standardsedierung nicht ausreicht (auch beim SHT-Patienten). Durch die stimulierende Wirkung auf das adrenerge System können so auch Katecholamine eingespart werden. Die analgetische Komponente kann weiterhin eine Alternative bei unzureichender Analgesie trotz hochdosierter Opioide darstellen und sich positiv auf opioidbedingte Darmmotilitätsstörungen auswirken. Letztlich hat Ketamin in höherer Dosierung auch eine ausgeprägten bronchospasmolytischen Effekt, welcher therapeutisch nutzbar ist.

Die HWZ beträgt 2,5–3 h. In Kombination mit Benzodiazepinen sollten 0,5–1 mg/kgKG/h verabreicht werden (▶ Kap. 4, ◘ Tab. 4.1).

Clonidin (Paracefan®, Catapresan®)

Als zentrales α_2-Mimentikum setzt Clonidin am präsynaptischen Rezeptor an und vermindert die Noradrenalinausschüttung, senkt den peripheren Sympathotonus und dämpft zugleich das Renin-Angiotensin-Aldosteron-System. Es führt somit zu einer Senkung des Blutdruckes und der Herzfrequenz und wirkt gleichzeitig sedierend. Es besitzt jedoch keine eigenen antipsychotischen oder antikonvulsiven Eigenschaften. Insbesondere bei Patienten mit Entzugssymptomatik bei Alkohol-/Opiatabusus oder Langzeitsedierung mit Opioiden ist Clonidin als Erweiterung der Analgosedierung zur Dämpfung des Sympathotonus (Tremor, Tachykardie, Hypertonie, Schwitzen, Unruhe, Tachypnoe) effektiv. Vorsicht bei der Anwendung ist geboten bei Patienten mit KHK oder frischem Herzinfarkt, pAVK oder Niereninsuffizienz. Nicht angewendet werden sollte Clonidin bei Sick-Sinus-Syndrom, AV-Block II. und III. Grades.

Dosierung: Bolusgabe 1- bis 4-mal 0,075–0,15 mg s.c. oder i.v.; kontinuierliche Gabe 0,03–0,09 mg/h (▶ Kap. 4, ◘ Tab. 4.1).

Intravenöse Gaben sollten immer verdünnt erfolgen, da es durch periphere α-Wirkung initial zu ausgeprägten Blutdruck*anstiegen* kommen kann.

Barbiturate

An Barbituraten für die Sedierung von Intensivpatienten stehen im Wesentlichen Thiopental (Trapanal®) und Methohexital (Brevimytal®) zur Verfügung. Barbiturate greifen über mehrere Wirkmechanismen:

- eine barbituratspezifische Interaktion mit GABA-Rezeptoren verstärken den endogenen GABA-Effekt und erhöhen die GABA-Rezeptor-Bindungsfähigkeit;
- direkte Beeinflussung des Chloridkanals führt zu dosisabhängig verlängertem Chlorideinstrom nach intrazellulär mit Hyperpolarisierung und konsekutiver Dämpfung der neuronalen Aktivität;
- kompetitiver (dosisabhängiger) Antagonist des inhibitorischen Adenosin-Rezeptor-Systems (acetylcholinvermittelte Dämpfung des ZNS)

Argumente gegen eine Langzeitanwendung der Barbiturate sind:
- Atem- und Kreislaufdepression
- Beeinflussung der Thermoregulation
- Verminderung der Darmmotilität
- Hepatische Enzyminduktion
- Kumulation, schlechte Steuerbarkeit
- Immunsuppression
- Toleranz, Abhängigkeit, Entzugssymptomatik
- Hyperalgesie bei niedrigdosierter Anwendung

In der Behandlung von Patienten mit SHT und erhöhtem ICP bleiben Barbiturate allerdings als *Ultima Ratio* durch ihre Eigenschaft, holenzephal dämpfend zu wirken und damit den zerebralen Stoffwechsel zu senken. Durch letzteres führen sie auch dosisabhängig zu EEG-Veränderungen bis hin zum »Burst-suppression«-EEG (intermittierendes Null-Linien-EEG). Zerebrale Krampfanfälle können durch Thiopental unterdrückt werden, was zugleich zu einem verminderten Stoffwechsel und Rückgang des regionalen CBF der entsprechenden Areale führt. Über die verminderte Perfusion (bis zu 50%) bewirken Barbiturate auch eine deutliche Senkung des intrakraniellen Druckes (antiödematöse Wirkung). **Cave:** *Auf ausreichenden CPP achten!*

Dosierung von Methohexital: Bolusgabe 0,5–1 mg/kgKG; kontinuierliche Gabe 1,0–3,0 mg/kgKG/h.

Dosierung von Thiopental (Trapanal®): Bolusgabe 3,0–5,0 mg/kgKG; kontinuierliche Gabe 0,5–2,0 mg/kgKG/h (▶ Kap. 4, ◘ Tab. 4.1).

❗ **Cave:** pH-Wert der 1%igen Trapanallösung = 11! Gabe nur über separates ZVK-Lumen!

Etomidate (Hypnomidate®)

Aufgrund gesteigerter Mortalität bei Anwendung als Langzeitsedativum durch eine suppremierte Kortisolproduktion ist Etomidate *nicht zur Dauergabe geeignet*. Wegen seiner extrem kurzen Wirkungseintritts (10–30 s) und -dauer (3–5 min) wird es jedoch nach wie vor als Kurzhypnotikum über Bolusgabe etwa bei der Intubation verwendet.

2.4.2 Analgetika

Schmerzfreiheit ist die Grundvoraussetzung jeder Sedierungsbehandlung insbesondere beim beatmeten Patienten. Eine unzureichende Analgesie trotz hochdosierter Sedierung führt zu Unruhezuständen und schwer einstellbarem Anstieg des Blutdruckes und ICP. Insbesondere beim SHT-Patienten ist daher auf eine ausreichende Analgesie zu achten. In der Behandlung von Intensivpatienten sind Opioidanalgetika die tragende Säule der Schmerztherapie. Nichtopioidanalgetika können im Einzelfall vorteilhaft mit Opioiden kombiniert werden oder diese gar ersetzen (z. B. Novalgin® postoperativ). NSAID-Analgetika (Ibuprofen [Contraneural®], ASS, Diclofenac [Voltaren®] etc.) sollten jedoch nicht routinehaft eingesetzt werden (gesteigerte Inzidenz von gastroduodenalem Stressulkus bei Intensivpatienten).

Die schmerzhemmende Wirkung der Opioide wird vermittelt über μ- und κ-Rezeptoren im ZNS (limbisches System, Hypothalamus, Mittelhirn, Substantia gelatinosa dorsalis des Rückenmarkes). Hinzu kommen willkommene Nebenwirkungen wie Sedierung, Euphorie, Dämpfung des Hustenreflexes und Atemdepression. Unerwünschte Nebenwirkungen sind gesteigerter Brechreiz, Bradykardie durch Vagusstimulation, Obstipation und Spasmen von Hohlorganen sowie kardiovaskuläre Nebenwirkung bei kardialer Vorerkrankung.

In der Analgosedierung des neurochirurgisch-/neurologischen Intensivpatienten stehen als Opioide Fentanyl (Fentanyl-Janssen®), Sufentanil (Sufenta®) und Remifentanil (Ultiva®) im Vordergrund. Sufentanil ist das stärkste Opioid; es besitzt im Vergleich zu Fentanyl eine um den Faktor 10 höhere analgetische Potenz, sowie eine klinisch nutzbare sedierende Komponente. Die Vorteile von Remifentanil wiederum sind eine extrem schnelle und organunabhängige Metabolisierung, daher kann eine Applikation nur per Perfusor erfolgen. Wenige Minuten nach Beendigung der Infusion ist praktisch keine analgetische Wirkung mehr zu erwarten. Dieser Umstand sowie die hohen Kosten schränken die Anwendung von Ultiva® in der Intensivmedizin ein.

Morphin (MSI®) kommt nur noch zur palliativen Abschirmung bei infauster Prognose zum Einsatz.

Dosierung im Einzelnen (► Kap. 4, ◘ Tab. 4.1):

- Fentanyl 0,05–0,4 mg/h
- Sufentanil initial ca. 1,0 µg/kgKG/h, Erhaltungsdosis 0,5–0,75 µg/kgKG/h
- Remifentanil (nur für Kurznarkosen – teuer!): Narkoseeinleitung 1 µg/kgKG über 30 s, dann 0,5–1 µg/kgKG/min

Bei langzeit-analgosedierten Patienten kann es in der Aufwachphase zu Opiatentzugssymptomatik kommen. Hier empfiehlt sich die Abschirmung mit Clonidin, alternativ auch Levomethadon (Polamidon®) 2,5 mg i.v. + 2,5 mg s.c. bis zu 6-mal täglich.

Merke:

Die generelle Gabe von Muskelrelaxanzien ist obsolet und kann allenfalls beim schweren SHT bei unzureichender Sedierung optional eingesetzt werden (► Kap. 3.6.1).

2.5 Ernährung

Neben der spezifisch neurologisch-neurochirurgischen Behandlung und der Kreislauf- und Beatmungstherapie ist die Ernährungsbehandlung des schwerkranken Patienten von erheblicher Bedeutung bezüglich der Vermeidung von Komplikationen und nicht unwesentlich mit dem Outcome der Patienten verknüpft. Ziel eines ausgeglichenen Ernährungsregimes ist die Bereitstellung von Substraten für den Stoffwechsel und die Aufrechterhaltung der Homöostase.

Sowohl die Tiefe der Bewusstlosigkeit als auch die Grunderkrankung haben einen erheblichen Einfluss auf den Ruheenergieumsatzes. So ist beim SHT-Patienten etwa der Grundumsatz in den ersten zwei Wochen nach Trauma um 20–50% gesteigert. Gering niedriger ist der Energiebedarf nach spontanen intrakraniellen Blutungen, am niedrigsten nach elektiver Hirntumoroperation. Die exakte Bestimmung des individuellen Energiebedarfs (Kalorimetrie) ist in der klinischen Routine nicht durchführbar.

Als Faustregel kann gelten, dass ein Patient ca. 30 kcal/kgKG pro Tag benötigt, dazu kommen der Bedarf an Vitaminen und Spurenelementen. Die Energiebereitstellung erfolgt durch die Gabe von Kohlenhydraten und Fetten. Aminosäuren sollten nicht als Energieträger, sondern als Bausteine zur Synthese von Proteinen eingesetzt werden, um die posttraumatisch/postoperativ negative Stickstoffbilanz auszugleichen. Sie gehen somit **nicht** in die Berechnung der Kalorienzahl mit ein.

Es gibt zahlreiche Hinweise dafür, dass die enterale Ernährung gegenüber der parenteralen deutliche Vorteile bietet:

- Der Magen-Darm-Trakt wird aktiviert (ein atoner, nicht funktionierender Magen-Darm-Trakt ist ein potenzieller Ausgangspunkt für eine schwere Sepsis).
- Die Nahrungsaufnahme und -verwertung läuft physiologischer ab (gastrointestinale Regelmechanismen).
- Die Risiken der parenteralen Applikationsweise (ZVK, Überwässerung, etc.) werden vermieden.

Der enterale Nahrungsaufbau erfolgt schrittweise **ab dem ersten Tag** nach Trauma oder Op. Zum Einsatz kommt Fertigsondennahrung (Nutrison LEN® oder Multifibre®). Sie enthält alle notwendigen Nahrungsbestandteile (Kohlenhydrate, Fette, Aminosäuren, Vitamine und Spurenelemente). Der zusätzliche Flüssigkeitsbedarf wird mit Tee (bei Patienten mit einem niedrigen Serumnatrium mit Brühe) per Magensonde abgedeckt. Die Sondennahrung wird kontinuierlich verabreicht, und mit der verordneten Menge an Wasser/Tee wird dann die Magensonde durchgespült. Vor jeder erneuten

Gabe von Sondennahrung wird die Magensonde aspiriert, um zu prüfen, ob die zuvor gegebene Nahrung vom Magen weitertransportiert wurde. Für Patienten mit einer diabetischen Stoffwechsellage kann Nutrison LEN® verabreicht werden. Bei hierunter mit Insulin nicht beherrschbaren Blutglukosewerten wird auf adaptierte Fertigsondennahrung (im Haus erhältlich Diason® 500 ml) umgestellt, bei Niereninsuffizienz sollte Rücksprache mit der Apotheke oder Diätassistentin gehalten werden.

Oft verzögert sich der enterale Nahrungsaufbau durch eine persistierende Magen-Darm-Atonie, die mit der Akuität der zerebralen Pathologie in Zusammenhang zu stehen scheint. Kommt es zu einer Verbesserung der zerebralen Problematik, bessert sich auch die Magen-Darm-Atonie. Die Gabe von Opioiden scheint kaum einen Einfluss auf dieses Geschehen zu haben.

Merke:
Der enterale Nahrungsaufbau hat Vorrang vor der parenteralen Kalorienzufuhr!

In der neurologisch/neurochirurgischen Intensivmedizin relevante Kontraindikationen für eine enterale Ernährung sind mechanischer oder paralytischer Ileus, akute gastrointestinale Blutung bei Stressulkus, akute posttraumatische Phase, Schock, schwere Azidose (Serumlaktat >3–4 mmol/l, pH <7,2).

Im Rahmen der parenteralen Ernährung ist folgendes zu bedenken: Für die Berechnung der Kalorienmenge ist zu berücksichtigen, dass ein Gramm Fett einen Brennwert von ungefähr 9 kcal, ein Gramm Zucker einen Brennwert von ungefähr 4 kcal hat. Über periphere Venen dürfen aufgrund der Venenverträglichkeit nur folgende Lösungen zugeführt werden:

- 5–6%ige Glukoselösungen
- bis 3,5%ige Aminosäurelösungen (Aminoven®; max. Tagesdosis 40 ml/kgKG = 1,4 g AS + 2,0 g/kgKG Glukose)
- Fett in beliebiger Menge
- Elektrolytlösungen bis zu einer Osmolarität von 600 mosmol/l

Beispiel: Mit der Gabe von 1000 ml einer 30%igen Glukoselösung erhält der Patient 300 g Kohlenhydrate, also 1200 kcal. Mit der Gabe von 250 ml einer 20%igen Fettlösung erhält der Patient 50 g Fette, also 450 kcal.

◩ Tab. 2.2. Schema für enteralen Ernährungsaufbau

Tag post Op./post Trauma	Sondenkost	Dosierung
Tag der Op./des Traumas	Ø	
1. und 2. Tag	Nutrison® LEN	2-mal 250 ml auf 50 ml/h (= 375 ckal/Tag)
3. bis 4. Tag	Nutrison® LEN Nutrison® Multifibre	1-mal 250 ml auf 50 ml/h 1-mal 250 ml auf 50 ml/h (= 437,5 ckal/Tag)
5. bis 6 Tag	Nutrison® LEN Nutrison® Multifibre	1-mal 500 ml auf 80–90 ml/h 1-mal 500 ml auf 80–90 ml/h (= 875 ckal/Tag)
7. bis 8 Tag	Nutrison® Multifibre	2-mal 500 ml auf 80–90 ml/h (= 1000 ckal/Tag)
ab 9. Tag	Nutrison® Multifibre	2-mal 1000 ml auf 120–160 ml/h (= 2000 ckal/Tag)

Die Menge an freiem Wasser muss in die Flüssigkeitsbilanz mit einberechnet werden!

Da der enterale Nahrungsaufbau mehrere Tage erfordert, muss *überlappend* parenteral Energie zugeführt werden:

◩ Tab. 2.3. Schema für die parenterale Ernährung

Tag post Op./post Trauma	Infusionslösung	Dosierung
Tag der Op./des Traumas	Ringer/NaCl 0,9%	100 ml/h (= 0 kcal/Tag) [a]
1. Tag	Aminomix®2 Ringer/NaCl 0,9%	500–1000 ml/24 h (= 240–480 kcal/Tag) 1000–2000 ml/24 h
2. Tag	Aminomix®2 Ringer/NaCl 0,9%	1000–2000 ml/24 h (= 480–960 kcal/Tag) 1000–1500 ml/24 h
ab 3. Tag	Aminomix®2 Ringer/NaCl 0,9% Lipofundin® 20%	2000–2500 ml/24 h (= 960–1200 kcal/Tag) 500–1000 ml/24 h 250 ml (= 450 kcal/Tag)

[a] Energieangaben ohne Aminosäuren.

Ab dem 4. Tag werden jeden 2. Tag Vitamine (1 Amp. Cernevit® [fett- und wasserlösl. Vit.] und/oder 1 Amp. Multibionta®) einmal am Tag per Kurzinfusion und Spurenelemente (1 Amp. Addel®) in die Basisinfusion über 24 h gegeben.

Therapieschema bei Magen-Darm-Atonie

- **Stufe 1:** Macrogol (Movicol®) 2- bis 4-mal tgl. jeweils 1 Btl. In 125 ml p.o. oder per Magensonde, Natriumhydrogencarbonat-Suppositorium (Lecicarbon®) Klysma.
- **Stufe 2:** Macrogol (Movicol®) 5–8 Btl. in 125 ml, Metoclopramid 30 mg + Neostigmin 3 mg (Paspertin®/Prostigmin®, je 6 Amp. in 50 ml über Perfusor) i.v. über 3 h (**Cave:** *Bradykardie, Hypotonie und Asthma*). Wegen der möglichen extrapyramidalen Nebenwirkungen sollte auf eine Anwendung von Metoclopramid im Kindes- und Jugendalter verzichtet werden. Klysma mit Darmrohr, Schwenkeinlauf.
- **Stufe 3:** Ceruletid (Takus®) 80 µg über Perfusor i.v. über 3 h (1–2 ng/kg/min) (Kontraindikation: schwere Herzinsuffizienz und akute Pankreatitis), Schwenkeinlauf mit Zusätzen.
- **Stufe 4:** 2–3 mg Prostigmin über 30 min im Perfusor, danach 80 µg Takus® über 2 h; Schwenkeinlauf mit Zusätzen (▶ Kap. 4, ◼ Tab. 4.1).

2.6 Antihypertensive Therapie

Grundsätzlich gilt, dass die »antihypertensive Hausmedikation« des Patienten beibehalten wird. Dies gilt insbesondere für Patienten, die mit Betablockern eingestellt sind, da ein plötzliches Absetzen der β-Blocker-Therapie ein sog. Reboundphänomen auslösen kann (Tachykardie, Hypertonie). Es wird aber gelegentlich Situationen geben, welche ein Absetzen oder Ändern dieser Medikation erfordern (unsinnige Medikation, das jetzige Krankheitsbild verbietet die Fortführung der Hausmedikation etc.).

Bei allen Zuständen, die mit einem erhöhten ICP einhergehen ist die **Blutdruckstabilität** von ganz besonderer Bedeutung: Ein **Blutdruckabfall** unterhalb eines kritischen Wertes kann eine bedrohliche Perfusionsminderung des Gehirns bedeuten. Ein **Blutdruckanstieg** kann das Risiko einer Nachblutung nach einem neurochirurgischen Eingriff deutlich erhöhen oder die Ausbildung eines Hirnödems begünstigen.

Bei erhöhten Blutdruckwerten muss zunächst die Frage nach auslösenden Faktoren gestellt (Stress, Schmerz, Angst) und diese behandelt werden. Erst dann kommen Antihypertensiva zum Einsatz.

Zur *Akutbehandlung* des erhöhten Blutdrucks werden folgende Antihypertensiva eingesetzt:

- **Urapidil** (Ebrantil®): α-Rezeptor-Antagonist und Agonist an 5-Hydroxytryptamin-Rezeptoren im Hirnstamm (Senkung des peripheren Sympathotonus und Erhöhung des Vagotonus), keine Beeinflussung der zerebralen Perfusion
- **Nifedipin** (Adalat®): Ca-Antagonismus. *Nebenwirkung:* Reflextachykardie, zerebrale Vasodilatation, Sedierung (in Adalat per infusionem ist Alkohol!)
- **Clonidin** (Catapresan®): zentraler α_2-Rezeptor-Agonist (antisympathotone Wirkung) <u>Nebenwirkungen:</u> Bradykardie, Sedierung
- **Dihydralazin** (Nepresol®): Abnahme des peripheren Gefäßwiderstandes (Mechanismus?), unerwünscht: schlechte Steuerbarkeit, lang anhaltende Hypotonie
- **Nitrate** und **Nitroprussid-Natrium** sind wegen der zerebralen Vasodilatation mit ICP-Erhöhung Mittel der letzten Wahl und nur bei lebensbedrohlichen Blutdruckkrisen einzusetzen:

Praktisches Vorgehen bei Patienten mit erhöhten Blutdruckwerten

In der direkten postoperativen Phase nach Operationen am ZNS sind die Patienten am ehesten gefährdet durch die Komplikationen *Nachblutung* und *Schwellung*. Neben anderen Faktoren begünstigt ein zu hoher arterieller Blutdruck die Nachblutung oder die Schwellung. Auch im Rahmen der Neurotraumatologie oder bei einem unversorgten zerebralen Aneurysma sollten gewisse, individuell festzulegende Blutdruckwerte nicht überschritten werden.

Folgende Fragen sind zu klären (bei Unklarheiten Rücksprache mit dem neurochirurgischen AvD, bzw. Oberarzt oder dem anästhesiologischen Oberarzt):

1. Welcher mittlere arterielle Blutdruck (MAP) ist *erwünscht?* Zum Beispiel:
   - 75-jähriger Hypertoniker nach Meningeom-Op.:   MAP 90–100 mmHg
   - 35-jährige Hypotonikerin nach .   MAP 70–80 mmHg
   - Triple-H nach Aneurysmaclipping: MAP 100–160 mmHg
     Akustikusneurinom-Op   (syst. 160–220 mmHg)
2. Welcher MAP ist *tolerabel?*

Wenn Schmerzen, Angst oder ein postoperativer Relaxansüberhang die Ursachen von unerwünscht hohen Blutdruckwerten sind, müssen diese zuerst behandelt werden!

❶ **Cave:** Eine akute Blutdruckerhöhung kann Ausdruck einer Cushing-Reaktion sein. Im Rahmen einer akuten Einklemmung wird der Patient bradykard und hyperton. In dieser Situation den Blutdruck zu senken, ist falsch!

Ansonsten gilt: Unerwünscht hohe Blutdruckwerte sind besonders bei frisch operierten, neurochirurgischen Patienten **sofort** zu behandeln. Die oben angeführten Antihypertensiva werden in nachfolgendem **Stufenschema** eingesetzt (Perfusionsansätze bei Dauergabe ▶ Kap. 4, ◘ Tab. 4.1):

1. **Ebrantil®** (Bolus 12,5-25 mg i.v., falls innerhalb von 3 min erfolglos erneut 25 mg i.v., falls nach weiteren 3 min kein Erfolg 50 mg i.v.). Perfusor (100 mg/50 ml), initiale Perfusoreinstellung bis 60 (!!) ml/h = 2 mg/min. Erhaltungsdosis ca. 10 mg/h = 5 ml/h.
2. **Adalat®** Perfusor (5 mg/50 ml), Perfusoreinstellung mindestens 6,3 ml/h (!!) = 0,63 mg/h. 0,63-1,25 mg/h
3. **Paracefan®** Perfusor (1, 5 mg/50 ml) oder 75-150 µg (½ bis 1 Amp.) als Kurzinfusion
4. **Nepresol®** 6,25-12,5 mg (= 1/4–1/2 Amp. über 2 min langsam i.v.). **Cave:** Maximale Wirkung erst nach 8-10 min, anhaltende Hypotonie, die den Einsatz von Vasopressoren erforderlich machen kann.
5. **Nipruss®** Perfusor 60 mg/50 ml. **Mittel der letzten Wahl** (verursacht ausgeprägte zerebrale Vasodilatation). Dosissteigerung beginnend bei 0,3 µg/kgKG/min, Steigerung in 2-minütlichen Abständen bis zum gewünschten Steady-state. Bei mehr als 2 µg/kgKG/min gleichzeitige Gabe von Natriumthiosulfat (Methämoglobinbildung). Siehe Beipackzettel von Nipruss®.

Gelegentlich ist eine Kombinationstherapie mit Ebrantil® und Adalat® erforderlich. Besonders bei Patienten mit einer Koronarerkrankung empfiehlt sich zusätzlich der Einsatz eines β-Blockers:

- Zunächst **Esmolol (Brevibloc®)** 0,5 mg/kgKG über 1 min, dann 0,05 mg/kgKG/min.
- Tritt nach 4 min der gewünschte therapeutische Effekt nicht ein: 0,5 mg/kgKG über 1 min, dann 0,1 mg/kgKG/min.
- Bei guter Verträglichkeit dann **Metoprolol (Lopresor®)** 5-15 mg fraktioniert i.v., dann alle 6 h 47,5 mg p.o. (**Beloc zok® mite**), oder alle 12 h 95 mg p.o. (**Beloc zok®**).

Zu beachten ist, dass β-Blocker Bronchospasmen auslösen können und damit bei Asthmatikern kontraindiziert sind.

Die Einstellung eines bisher unbehandelten Hypertonus erfolgt je nach Alter des Patienten und Begleiterkrankungen mit einem ACE-Hemmer, einem α-Blocker oder Ca-Antagonisten. Nicht zu vergessen ist in diesem Fall die Abklärung des Hypertonus (essenziell 92%, sekundär 8%). Diagnostisches Grundprogramm: Labor, Urinstatus, Thoraxröntgen, EKG, Nierensono, evtl. Katecholamine und Vanillinmandelsäure im 24-h-Sammelurin und Dexamethasontest bzw. ACTH-Test.

2.7   Diabetes mellitus, Hyperglykämie

Der Serumglukosespiegel sollte idealerweise zwischen 100 und 120 mg/dl liegen. Zum einen ist das Gehirn (besonders das kranke) hypoglykämieempfindlich, zum anderen senkt eine Hyperglykämie die Hypoxietoleranz des Gehirns deutlich.

Ursachen für eine Hyperglykämie können sein:

- Diabetes mellitus
- Stress mit Ausschüttung antiinsulinärer Faktoren
- Cortisoninduzierte diabetische Stoffwechsellage
- Zu frühe oder zu hohe Kohlenhydratbelastung mit Postaggressionsstoffwechsel

Beim Diabetiker, ist während der Intensivbehandlung mit einer Verschlechterung der diabetischen Stoffwechsellage zu rechnen (postoperativer Stress, Cortison). Eine Fortführung der häuslichen Diabetestherapie empfiehlt sich deshalb nicht. Es werden regelmäßige Blutzuckerkontrollen durchgeführt. Entsprechend den Blutzuckerspiegeln wird Altinsulin verabreicht. Es empfiehlt sich mit der kontinuierlichen Altinsulingabe über Perfusor (z. B. Actrapid®; ▶ Kap. 4, ◙ Tab. 4.1) den Blutzuckerspiegel möglichst stabil zu halten. Isst der Patient wieder regelmäßig, kann ein festes Therapieregime etabliert werden (z. B. mit oralen Antidiabetika, Alt- und Depotinsulin im Basis-Bolus-Prinzip).

Es ist zu beachten, dass ein zu rasches Absenken von deutlich erhöhten Blutzuckerwerten nicht unerhebliche **Gefahren** mit sich bringt:

- Hypoglykämie
- plötzlicher Abfall der Serumosmolarität

- Abfall des Serumkaliumspiegels
- (Serumosmolarität = 2 × Na + Harnstoff/8 + **Glukose/16**)

2.8 Ulkusprophylaxe

Zur Prophylaxe von gastroduodenalen Ulzera erhalten erwachsene Patienten, die mit Corticoiden behandelt werden, Ranitidin (Ranitic®) 300 mg p.o. z.N. oder 3-mal 50 mg (= 1 Amp) i.v. über 24 h verteilt. Alternativ können Protonenpumpenhemmer verabreicht werden, etwa Pantoprazol (Pantozol®) 1-mal 20–40 mg p.o. (oder i.v.).

❶ **Cave:** *Vorsicht bei Patienten mit Carbamazepin:* Ranitidin führt zu toxischen Carbamazepinspiegeln!

Wird der Patient komplett enteral über eine Magensonde ernährt und erhält keine Infusionen mehr, wird das Ranitidin in einer Dosis von 300 mg p.o. bzw. per Magensonde abends gegeben (Ranitidin macht müde. Patienten mit Cortison und Ulkusanamnese und Patienten mit floriden Magen- oder Duodenalulzera werden mit Omeprazol (Antra®) behandelt (initial 40 mg/ Tag, dann 20 mg/Tag).

2.9 Thromboseprophylaxe

Niedermolekulare oder fraktionierte Heparine haben den Vorteil seltener Thrombozytenfunktionsstörungen zu verursachen (*heparin-induzierte Thrombozytopenie [HIT II)]*. Außerdem muss es nur 1-mal am Tag verabreicht werden. Der Nachteil besteht in der schlechten Steuerbarkeit (nicht PTT-wirksam) und fehlenden Antagonisierbarkeit der fraktionierten Heparine.

Am 1. Tag nach einer elektiven Operation bzw. am Tag 2 der stationären Aufnahme auf der Intensivstation werden Clexane® 1-mal 40 mg s.c. gegeben. Am Tag geplanter Operationen wird kein Clexane gegeben. Am Vortag geplanter Operationen muss die letzte Clexanegabe bis spätestens vor 12:00 Uhr erfolgt sein.

Werden hochdosiert Katecholamine verabreicht, muss man von einer peripheren Vasokonstriktion und damit ungenügender Resorption s.c. applizierter Heparine ausgehen. In diesem Fall empfiehlt sich die Low-dosei.v.-Antikoagulation mit unfraktioniertem Heparin (z. B. 10.000 IE Heparin/24 h) unter PTT-Kontrolle.

2.10 Der alkoholkranke Patient

Eine nicht unbeträchtliche Anzahl der Pat. des Neurozentrums ist alkoholabhängig oder leidet an den Folgen eines chronischen Alkoholabusus.

Probleme, die ein alkoholkranker Patient bieten kann:
- Wernicke-Enzephalopathie
- Alkoholentzugssyndrom
- Alkoholentzugskrämpfe
- Folgen der alkoholtoxischen Leberschädigung:
  - Gerinnungsstörungen
  - Eiweißsynthesestörung (veränderte Pharmakokinetik vieler Medikamente)
  - Hepatische Enzephalopathie (Ammoniak im Serum!)
  - Hepatorenales Syndrom
  - Hypoglykämische Episoden
  - Portale Hypertension (chronische Gastritis, Ösophagusvarizen, Aszites)
- Alkoholtoxische Kardiomyopathie
- Anämie, Thrombozytopenie
- Hyponatriämie
- periphere Katecholaminresistenz

2.10.1 Praktisches Vorgehen in der Behandlung eines alkoholkranken Patienten

1. Wernicke-Enzephalopathie

Jeweils 100 mg Thiamin i.v. am 1. und 2. Tag des stationären Aufenthalts.

2. Alkoholentzugssyndrom

Symptome: Tachykardie, Hypertension, Schwitzen, Tachypnoe, psychomotorische Unruhe, Desorientiertheit, Tremor, optische und akustische Halluzinationen (Delirium tremens).

Stufenschema

1. Clonidin i.v. (Paracefan® 1,5 mg/50 ml 1–6 (bis 10) ml/h; ► Kap. 4,
   ◘ Tab. 4.1)
2. intermittierend Benzodiazepine (Dormicum® 1–2 mg i.v. oder Valium® 10–20 mg p.o.)
3. bei psychotischer Symptomatik Haloperidol (Haldol® 30 Trpf. oder 10 mg i.v.)
4. alternativ zu 3.: Clomethiazol (Distraneurin®) -Kapseln oder -Tabletten nach Wirkung (initial 2–4 Kps. oder Tbl., wenn erforderlich nach 30–60 min erneut 2 Kps., nicht mehr als 6–8 Kps./Tabletten in 2 h). 1 Tbl. = 314 mg Clomethiazol, 1 Kps. = 192 mg Clomethiazol.

3. Alkoholentzugskrämpfe

Die Patienten der neurologisch-neurochirurgischen Intensivstation haben eine zusätzliche Pathologie, die einen Krampfanfall induzieren kann. Insofern ist der Krampfanfall eines alkoholkranken Patienten nicht unbedingt ein Alkoholentzugskrampf. Es gelten dieselben Regeln wie bei der Behandlung eines sonstigen Krampfanfalles.

4. Alkoholtoxische Leberschädigung

Im Vordergrund der Akutbehandlung von Patienten mit einer alkoholtoxischen Leberschädigung steht die Behandlung der eventuell bestehenden Gerinnungsstörungen (Gerinnungsfaktoren- und AT III-Substitution). Ansonsten: Vorsicht beim Legen einer Magensonde (Ösophagusvarizen), Albuminsubstitution bei Hypalbuminämie, Aszites ausschwemmen mit kaliumsparenden Diuretika, Lactulose (Bifiteral®) und eventuell Neomycin bei erhöhten Serumammoniakwerten bzw. bei hepatischer Enzephalopathie.

5. Alkoholtoxische Kardiomyopathie:

Symptomatische Behandlung. Normalisierung der Herzfrequenz bei Arrhytmia absoluta mit schneller Überleitung durch Digitalisierung und eventuell Verapamil (Isoptin®).

6. Anämie, Thrombozytopenie

Die Anämie des Alkoholikers ist meist megaloblastär (hohes MCV) und bedingt durch Folsäuremangel. Die Indikation zur Erythrozytensubstitution ist angesichts der chronischen Anämie etwas zurückhaltender zu stellen als bei sonst gesunden Patienten. Die Thrombozytopenie (alkoholtoxische

Knochenmarkdepression, verminderte Thrombozytenlebensdauer, Hypersplenismus) kann im Rahmen eines akuten Blutungsereignisses gelegentlich zur Thrombozytensubstitution zwingen (Thrombozyten unter 70/nl).

❶ Keine Thrombozytengabe ohne dringliche Indikation! Es kann zur Ausbildung von antithrombozytären Antikörpern kommen, die eine spätere Thrombozytengabe wirkungslos machen.

2.11 Antikonvulsive Therapie

Neuaufgenommene Patienten, die mit einem Antikonvulsivum eingestellt sind, erhalten ihre antikonvulsive Medikation in der bisherigen Dosierung weiter. Sollte es dennoch unter dieser Therapie zu Krampfanfällen kommen, sollte ein EEG und eine Blutspiegelbestimmung des entsprechenden Medikamentes durchgeführt werden und in Rücksprache mit dem neurologischen Konsiliarius das weitere Vorgehen besprochen werden.

Krampft ein Patient erstmals, ist das Krampfgeschehen zu dokumentieren (Anfallsdauer? Anfallstypus: fokal, generalisiert? etc.). Der akute Krampfanfall wird zunächst nicht medikamentös unterbrochen, ausser das Krampfgeschehen sistiert nicht innerhalb der nächsten 3 min spontan oder wenn es sich um einen schädelhirnverletzten Patienten (Erhöhung des zerebralen Sauerstoffverbrauches und des ICP) handelt. Es wird in jedem Fall ein EEG veranlasst. Zur einmaligen Anfallsdurchbrechung stehen Benzodiazepine zur Auswahl (Clonazepam [Rivotril®] oder Diazepam [Valium®]).

Bei rezidivierenden Anfällen stellt sich die Indikation zur Einleitung einer antikonvulsiven Therapie, empfiehlt sich als Mittel der ersten Wahl Phenytoin (Phenhydan®).

Schema
1. 250 mg Phenhydan® über 10 min i.v., dann
2. 750 mg Phenhydan® über 8 h, dann
3. Phenhydan® 3-mal 100 mg p.o., per Magensonde oder i.v.
4. Dosisanpassung nach Spiegelkontrolle.

❶ **Cave:** Phenytoin ist inkompatibel mit fast allen Medikamenten und fällt aus in NaCl- und Infusionslösungen, in denen sich andere Medikamente befinden. Phenytoin muss über einen eigenen möglichst zentralen Venenschenkel separat infundiert werden!

2.11.1   Status epilepticus

Der epileptische Status ist definiert als eine mehr als 30-minütige kontinuierliche Krampfaktivität oder zwei oder mehr Anfälle, zwischen denen es
nicht zu einer Bewusstseinsaufklarung kommt. Der Status epilepticus ist
ein neurologischer Notfall und muss umgehend unterbrochen werden. Bei
unkontrolliertem Status kommt es nach spätestens 20 min zur neuronalen
Schädigung also zur Hirnschädigung. Die Behandlung beginnt in den ersten Minuten mit dem ABC-Schema (*airway, breathing, circulation*), um
hypoxische und kardiovaskuläre Komplikationen zu vermeiden. Die gleichzeitige antikonvulsive Behandlung hat zum Ziel, die Krampfaktivität innerhalb von 20–30 min zu unterbrechen.

◘ Tab. 2.4. Zeitplan zur Behandlung des Status epilepticus (modifiziert)

Zeit [min]	Behandlung
0–5	■ Beobachten der kontinuierlichen Krampfaktivität und Diagnose des Status epilepticus ■ Sauerstoff über Nasensonde oder Gesichtsmaske ■ Kopflagerung zur Freihaltung der Atemwege ■ Beginn des EKG-Monitoring ■ Venöser Zugang und Blutentnahme für Blutzucker, Notfalllabor (BB, E-lyte, Gerinnung, Hast, Kreta), Spiegelbestimmung der Antikonvulsiva ■ Intubationsbereitschaft herstellen
6–9	Bei Hypoglykämie (BZ unter 60 mg/dl): 100 mg Thiamin (Betabion®), dann 50 ml Glukose 40% i.v., bei Kindern 2 ml/kgKG Glukose 20%
10–20	1–2 mg Lorazepam (Tavor®) i.v. oder Conazepam (Rivotril®). Falls der Status persistiert, gleiche Dosis noch einmal. Dann Phenytoin, um Statusrezidiv zu verhindern
21–60	Bei Persistieren des Status: 15–20 mg/kgKG Phenytoin (nicht schneller als 50 mg/min bei Erwachsenen und 1 mg/kgKG/min bei Kindern).
>60	Status persistiert nach 20 mg/kgKG Phenytoin: Dosissteigerung um 5 mg/kg bis zu einer Maximaldosis von 30 mg/kgKG Status persistiert: fraktionierte Thiopentalgaben von 50 mg bis Status unterbrochen ist. Intubation zu diesem Zeitpunkt wegen der fast zwangs-läufig auftretenden Apnoe oder Hypoventilation meist erforderlich

Quelle: Treatment of convulsive status epilepticus. Recommendations of the Epilepsy
Foundation of America's Working Group on Status Epilepticus. JAMA 1993; 270: 854–859

2.12 Gerinnungsstörungen

Acetylsalicylsäure (ASS)

Wegen der durch ASS verursachten irreversiblen Thrombozytenfunktionsstörung besteht ein erhöhtes Blutungsrisiko. Elektive Eingriffe, insbesondere am ZNS, sind kontraindiziert. Die Thrombozytenfunktion ist 8–10 Tage nach Absetzen von Aspirin aufgrund des physiologischen Thrombozytenturnover wieder normal. Vor notfallmäßigen und nicht aufschiebbaren Eingriffen wird Desmopressin (Minirin®) in folgender Dosierung gegeben:

Minirin 0,3 µg/kgKG über 30 min alle 12 h (idealerweise werden 2 Gaben präoperativ gegeben, wenn die Zeit es erlaubt)

Beispiel: Patient mit 70 kgKG 70-mal 0,3 µg = 2,1 µg also 5 Amp. Minirin á 4 µg (=2,0 µg) auf 50 ml NaCl. Perfusoreinstellung 99 ml/h. Desmopressin wirkt wahrscheinlich über die Ausbildung von Integrinen an den Endothelien und den Thrombozyten, welche zusammen mit dem v.-Willebrand-Faktor für die Thrombozytenaktivierung und -adhäsion verantwortlich sind. Unter Desmopressin steigt der v.-Willebrand-Faktor- und der Faktor-VIII-Spiegel um das 2- bis 4-fache. Die Blutungszeit verkürzt sich innerhalb einer Stunde nach Gabe von Desmopressin auf die Hälfte des Ausgangswertes.

❶ **Cave:** Kontrolle der Ausscheidung nach Minirin®-Gabe, da Desmopressin auf die Dauer zu Wasserretention führen kann.

Heparin

Unfraktioniertes Heparin muss aufgrund seiner kurzen Halbwertszeit selten antagonisiert werden. 4 h nach Absetzen des Heparins ist die PTT wieder normal. Bei akuten Blutungen unter Heparin wird mit Protamin antagonisiert:

1 ml Protamin inaktiviert 1000 IE Heparin

Beispiel: Unter laufender Vollheparinisierung (z. B. 1000 IE Heparin/h) kommt es zur akuten Blutung im ZNS: Man gibt 5 ml Protamin über 10 min i.v.

❶ **Cave:** Blutdruckabfall, Bradykardie, Flush, Anaphylaxie!

Phenprocumon (Marcumar®)

Blutungen in das ZNS unter Antikoagulation mit Cumarinen (Marcumar®) erfordert eine unverzügliche Normalisierung des Gerinnungsstatus. Zur Verfügung stehen PPSB und fresh frozen plasma (FFP). PPSB wird aus einem großen Spenderpool gewonnen und führt deswegen zu einem erhöhten Risiko der Übertragung infektiöser Erkrankungen. Vorteile der Behandlung mit PPSB liegen in der geringen Volumenbelastung und der schnellen Normalisierung des Gerinnungsstatus. Von Nachteil ist die Gefahr von prokoagulatorischen Komplikationen (Thrombose und Thrombembolie), deswegen ist eine **vorherige Normalisierung des AT III-Spiegels** dringend erforderlich!

Die Vorteile der FFP-Gabe liegen in der gleichzeitigen Zufuhr nicht aktivierter Gerinnungsfaktoren und Proteinaseinhibitoren (mit PPSB werden immer auch aktivierte Gerinnungsfaktoren übertragen!) und der Tatsache, dass es sich bei jedem FFP um eine Einzelspende handelt. Nachteile der FFP-Gabe liegen in der Volumenbelastung, der Zufuhr von Zitrat und des logistischen und zeitlichen Aufwandes (FFP muss eventuell von der Blutbank bestellt, aufgetaut und dann infundiert werden).

Dosierung von PPSB (Initialdosis): Körpergewicht (kg) × gewünschter Anstieg des Quick-Wertes (%) = IE PPSB

Beispiel: 70 kg schwerer Patient mit Quick-Wert von 35%. Quick-Wert soll um 35% auf 70% angehoben werden: Es werden 70×35=2450, also 2500 IE PPSB gegeben.

Dosierung von FFP: 1 ml FFP/kg Körpergewicht erhöht den Quick-Wert um 1–2%

Beispiel: Die Faktorenkonzentration soll bei einem 70 kg schweren Patienten um 35% angehoben werden. Es müssen also 35×70=2450 ml und somit 10 (!!) FFP à 250 ml infundert werden.

Praktisches Vorgehen

1. Bestimmung von Quick- und AT III-Wert (Notfalllabor)
2. Gabe von 10–20 mg Vitamin K (Konakion®) i.v.
3. Gabe von PPSB (Dosierung s. oben) und eventuell AT III
4. Bei erneutem Absinken des Quick-Wertes (12-stündliche Kontrolle) erneute Gabe von Vitamin K und evtl. PPSB.

2.13 Störungen des Natriumhaushaltes

Abweichungen des Serumnatriumwertes von der Norm (135–145 mmol/l) sind in der Intensivmedizin nicht selten. Die Abweichung des Serumnatriums von der Norm bedeutet immer ein Zuviel (Hypernatriämie) bzw. Zuwenig an Natrium (Hyponatriämie) im Verhältnis zu Wasser.

Die der Dysnatriämie zugrunde liegende Störungen sind in der Regel komplexer Natur, und es empfiehlt sich vor übereilten Korrekturversuchen, nach den Ursachen der Hypo- oder Hypernatriämie zu forschen.

- Volumenstatus: Kreislaufsituation, ZVD, Urinausscheidung, Hautdurchblutung: Normo-, Hyper-, Hypovolämie?
- Natriumbilanz: Natriumeinfuhr (Infusionen, Medikamente), Natriumausscheidung im Urin.

2.13.1 Hypernatriämie

In den allermeisten Fällen ist die Hypernatriämie Ausdruck einer hypertonen Dehydratation, d. h. es liegt ein genereller Wassermangel vor bei gleichzeitig erhöhtem Serumnatrium. Beim Erwachsenen beträgt das Gesamtkörperwasser ca. 60% des Körpergewichts. Das aktuelle Gesamtköperwasser (aGKW) lässt sich mit der folgenden Formel abschätzen:

Beispiel: Beträgt das normale Körpergewicht 80 kg, so ist das normale Gesamtköperwasser (nGKW) mit 48 l (80×0,6) anzusetzen. Bei einem aktuellen Serumnatrium von 150 mmol/l ist das aGKW 44,8 l (140×48/150)=44,8 l. Das Wasserdefizit beträgt 48–44,8=3,2 l.

Diese etwas komplizierte Formel erlaubt eine Abschätzung des Wasserdefizits. Korrekturen werden langsam vorgenommen, da ein zu rasches Absinken des Serumnatriumspiegels möglicherweise ein Hirnödem verursachen kann.

Faustregel: Die Hälfte des Wasserdefizits wird in den ersten 24 h ersetzt, der Rest in weiteren 1–2 Tagen.

Ursachen der Hypernatriämie
- Volumenmangel (hypertone Dehydratation)
- Diabetes insipidus centralis
- Vermehrte Wasserausscheidung unter Mannitolgabe
- Medikamentös: Somsanit®, Brevimytal®

2.13.2　Hyponatriämie

---

❶ **Cave:** Bereits ab einem Serumnatrium von 125 mmol/l ist mit zerebralen Krampfanfällen und mit der Ausbildung eines Hirnödems zu rechnen.

Ursachen der Hyponatriämie

- Volumenbelastung, z. B. Herzinsuffizienz, Leberinsuffizienz, überschießende Volumentherapie

Bei neurologisch-neurochirurgischen Patienten:
- Zerebrales Salzverlustsyndrom (cerebral salt waste syndrome)
- SIADH (Syndrom der inadäquaten ADH-Sekretion)
- medikamentös: Barbiturate, ADH-Analoga (Pitressin®, Minirin®), Phenytoin®

Besonders bei der Hyponatriämie ist es wichtig abzuschätzen, wie der Flüssigkeitstatus des Patienten ist:
1. hypotone Hyperhydratation? (z. B. SIADH)
2. hypotone Dehydratation? (z. B. zerebrales Salzverlustsyndrom)

Im Falle der hypotonen Hyperhydratation ist der Patient »überwässert« (zuviel Flüssigkeit, dadurch Dilutionshyponatriämie) Flüssigkeitsrestriktion, dehydrierende Maßnahmen.

Im Falle der hypotonen Dehydratation (»cerebral salt waste« bei SAB-Patienten, Salzverlust [Niere]) verliert der Patient mehr Natrium als Wasser. Flüssigkeits- **und** Natriumsubstitution

Natriumperfusor: NaCl 5,85%/50 ml = 50 mmol Na+/50 ml.

Bei schwerer Hyponatriämie und gleichzeitiger erhöhter Natriumausscheidung:

Declomycin: 2-mal 600 mg p.o. (oder Magensonde) am 1. Tag, dann weiter mit 1-mal 600 mg/Tag. (Declomycin führt zur Rotverfärbung des Urins.)

2.14　Diabetes insipidus centralis

Die ADH-Sekretion muss sich um ca. 85% verringern, bevor ein Diabetes insipidus klinisch in Erscheinung tritt. Insbesondere bei Kraniopharyngeompatienten, nach Schädel-Hirn-Trauma, beim Hirntod (▶ Kap. 3.7) und selten nach Hypophysenoperationen ist mit dem Auftreten eines Diabetes insipidus centralis zu rechnen.

Die diagnostischen Kriterien sind:

- Polyurie (mehr als 5 ml/kgKG/h)
- Spezifisches Gewicht des Urins unter 1003 g/l
- Kein Anstieg der Urinosmolarität trotz zunehmend negativer Wasserbilanz
- Osmolarität im Blut (= 310 mosmol/l) größer als im Urin (= 300 mosmol/l)
- Hypernatriämie als Spätsymptom

❶ **Cave:** Unter Mannitoltherapie lässt sich ein Diabetes insipidus kaum diagnostizieren (Polyurie, aber spezifisches Gewicht im Urin und Urinosmolarität durch das mit ausgeschiedene Mannit hoch). Dasselbe gilt für Alkohol.

Therapie

1. Gabe von ADH-Analoga
2. Volumensubstitution

Aufgrund des schnelleren Wirkungseintrittes und der besseren Steuerbarkeit ist Vasopressin (Pitressin®) dem Desmopresin (Minirin®) vorzuziehen (Eliminationshalbwertzeit von Vasopressin: 15–20 min, Eliminationshalbwertzeit von Desmopressin: 90–160 min). In einer Dosierung von 0,05–0,5 U/h hat Vasopressin einen überwiegend antidiuretischen Effekt, bei einer Dosis von 0,5–2 U/h kommt eine vasopressorische Komponente hinzu. Bei einem normalgewichtigen Patienten wird die Vasopressintherapie in einer Dosierung von 0,2 U/h begonnen (Perfusor: 10 U Pitressin/50 ml, 1 ml/h) und dann der Diurese angepasst. Sinkt die Diurese unter 1 ml/kgKG/h, wird die Vasopressingabe reduziert.

Bedürfen die Patienten einer dauernden ADH-Substitution (persistierender Diabetes insipidus, Hypophysen-Op., Kraniopharyngeompatienten), werden sie so früh wie möglich auf Desmopresin (Minirin®) eingestellt. Idealerweise appliziert sich der wache, kooperative Patient jeweils morgens und abends einen Hub Minirin in die Nase.

❶ **Cave:** Nicht jede Polyurie bei einem Urin mit niedrigem spezifischem Gewicht ist Ausdruck eines Diabetes insipidus.

Deshalb:

1. zunächst abwarten;
2. bisherige und aktuelle Flüssigkeitsein- und -ausfuhr genau bilanzieren;
3. solange Serumnatrium nicht ansteigt und keine klinische Zeichen der Hypovolämie vorliegen, Negativbilanz anstreben.

2.15 Infektionen

2.15.1 Standards zur Prophylaxe nosokomialer Infektionen

Folgende Standards dienen **nachgewiesenermaßen** zur Verhinderung nosokomialer Infektionen:

Antibiotikatherapie

- Schriftlich niedergelegte Leitlinien zur Antibiotikatherapie
- Beschränkte Liste der eingesetzten Antibiotika

Pneumonie-Prophylaxe

- Physiotherapie (Vibrax, CPAP, Lagerung)
- Sterile Handschuhe beim Absaugen endotracheal intubierter Patienten
- Sterile Absaugkatheter
- Einsatz von Einmalbefeuchtungs- und Erwärmungsfiltern oder Austausch von wiederverwendbaren Befeuchtern alle 24–48 h
- Wechsel des Beatmungssystems alle 24–48 h

Prophylaxe der katheterassoziierten Infektion

- Wechsel der peripheren Venenverweilkanülen alle 48–72 h
- Wechsel der Infusionssysteme für klare Flüssigkeiten alle 24–72 h
- Wechsel der Infusionssysteme für Blutprodukte und parenterale Ernährung alle 24–48 h

Prophylaxe des Harnwegsinfektes

- Schriftlich niedergelegte Anleitung zum Legen eines Blasendauerkatheters

- Schriftlich niedergelegte Anleitung zur Handhabung und Pflege des Blasendauerkatheters und des Kathetersystems
- Geschlossenes Drainagesystem
- Keine routinemäßigen Blasenspülungen

Isolierung

- Einzelzimmer bei bestimmten Infektionen
- Handschuhe, Mundschutz, Kittel bei bestimmten Infektionen und Eingriffen

Diese Minimalstandards sind fester Bestandteil der Infektionsprophylaxe auf der Station. Sie werden ergänzt und erläutert in den entsprechenden Kapiteln dieses Handbuches (Umgang mit Gefäßzugängen, hygienische Maßnahmen bei diagnostischen und therapeutischen Eingriffen etc.) und den Pflegestandards für die Intensivstationen am Klinikum. Es finden sich dort zahlreiche weitere Standards, von denen im Gegensatz zu den oben aufgeführten nicht nachgewiesen ist, dass sie nosokomiale Infektionen verhindern, die aber dennoch fester Bestandteil der Infektionsprophylaxe sind. Der Nachweis deren Effektivität steht zwar noch aus. Allgemeine klinische Erfahrung, bisherige Untersuchungen und theoretische Erwägungen rechtfertigen aber, dass sie aufgestellt werden.

Perioperative Antibiotikaprophylaxe

Bei Kraniotomien oder sonstigen Operationen am zentralen Nervensystem, die länger als 4 h dauern, wird bei Einleitung der Narkose und 8 h später, d. h. in der Regel auf der Station, Augmentan® oder Spicef® gegeben. (Dosierung bei Erwachsenen: jew. 4,4 g bzw. 2 g): Patienten mit einer Penicillinallergie erhalten Erythromycin 1 g.

Da Erythromycin über die Hemmung der Cytochrom-P-450-Oxydase den Abbau von Antikonvulsiva hemmt, kommt es unter gleichzeitiger Gabe von Erythromycin und insbesondere Carbamazepin und Phenytoin nicht selten zu toxischen Spiegeln der Antikonvulsiva. Somit empfiehlt es sich bei Patienten, die eine Penicillinallergie haben und eine antikonvulsive Medikation erhalten, Vancomycin oder Clindamycin einzusetzen.

Endokarditisprophylaxe

Eine antibiotische Abdeckung zur Endokarditisprophylaxe ist bei Patienten angezeigt, die sich einer Behandlung oder einer Untersuchung unterziehen müssen, bei denen es zu einer Bakteriämie mit Besiedlung des geschädigten Endokards kommen kann. Betroffen sind Patienten mit künstlichen Herzklappen, Endokarditisanamnese und operativ korrigierten oder nichtoperierten Herzklappenfehlern (ausgenommen unkomplizierter Vorhof-Septum-Defekt). Eine Sonderstellung nehmen Patienten mit einem Mitralklappenprolaps ein. Nur diejenigen Patienten mit Mitralklappenprolaps, bei denen ein Systolikum zu auskultieren ist, bedürfen einer Endokarditisprophylaxe. Diese Patienten sollten einen entsprechenden Ausweis mit sich führen, aus dem hervorgeht, welches Vitium bzw. welche endokarditisdisponierende Situation vorliegt, und welche Endokarditisprophylaxe für welche Intervention durchgeführt werden muss. Leider besitzen aber nur ca. 60–70% dieser Patienten einen derartigen Ausweis bzw. wissen um die Notwendigkeit einer Endokarditisprophylaxe. Eine Endokarditisprophylaxe für diese Patientengruppe ist erforderlich bei allen operativen Eingriffen, bei Zahnbehandlungen, endoskopischen und Herzkatheteruntersuchungen. Während der Dauer der Intensivbehandlung und insbesondere, wenn der Patient noch intubiert und beatmet ist oder Gefäßzugänge hat, muss eine antibiotische Endokarditisprophylaxe durchgeführt werden. Ansonsten sollten soweit wie möglich Gefäßzugänge (insbesondere ZVK) vermieden werden. Sollten Zweifel bestehen, ob und wie eine Endokarditisprophylaxe durchzuführen ist, empfiehlt sich ein kardiologisches Konzil (oder die Nutzung des AID im Intranet).

Patienten, die nicht auf Penicillin allergisch sind, erhalten Amoxicillin (Augmentan® 3-mal 2,2 g i.v.) plus Gentamicin (Refobacin® 5 mg/kg, dann weiter nach Serumspiegel), Patienten mit Penicillinallergie Vancomycin 2-mal 1 g i.v. plus Gentamicin **oder** Clindamycin (Sobelin® 4-mal 600 mg i.v.).

2.15.2 Mikrobiologische Untersuchungen

Trachealsekret

Bei beatmeten Patienten wird routinemäßig *montags* und *mittwochs* das bei tiefer endotrachealer Absaugung gewonnene Trachealsekret zur mikrobiologischen Untersuchung geschickt. Die Proben werden schnellstmöglich und ohne Zwischenlagerung in das mikrobiologische Labor geschickt.

Urin

Bei katheterisierten Patienten wird *montags* und *mittwochs* der unter sterilen Kautelen abgenommene Katheterurin zur mikrobiologischen Untersuchung geschickt. **Bei Verdacht auf das Vorliegen eines pulmonalen/bronchialen oder Harnwegsinfekts werden auch an anderen Tagen Bronchialsekret bzw. Urinproben eingesandt.**

Blutkulturen

Liegt der Verdacht auf eine systemische bakterielle Infektion vor (hohes Fieber, Schüttelfrost, ansteigende Infektparameter im Labor) werden Blutkulturen abgenommen. Die Blutentnahme erfolgt nach sorgfältiger Hautdesinfektion aus einer peripheren Vene, bei Verdacht auf eine katheterbedingte Infektion auch aus dem angeschuldigten Gefäßkatheter. Es werden zwei Bouillonkulturflaschen direkt am Krankenbett unter sterilen Kautelen mit und ohne Belüftung (aerobe und anaerobe Keime) beimpft und bis zum Versand ins mikrobiologische Labor im Brutschrank bebrütet.

Liquor

Bei Patienten mit einer externen Ventrikel- oder einer Tuohy-Drainage wird *täglich* unter aseptischen Kautelen Liquor über die Drainagen abgenommen und in das mikrobiologische Labor geschickt.

Stuhl

Bei anhaltenden Diarrhöen Stuhlprobe zum Nachweis von enteropathogenen Keimen, bei Patienten, die unter antibiotischer Behandlung stehen zum Nachweis von Clostridien bzw. Clostridientoxin.

In dringlichen Fällen kann *jederzeit* Material zur mikrobiologischen Untersuchung gewonnen und in Rücksprache mit dem diensthabenden Mikrobiologen (wird über die Zentrale – Tel. 111 – verständigt) eingesandt werden. Der diensthabende Mikrobiologe holt sich die Probe, falls erforderlich, persönlich von der Station ab.

2.15.3   Antibiotikatherapie

Allgemeine Regeln der Antibiotikatherapie

Eine Antibiotikatherapie ist dann in Erwägung zu ziehen, wenn es klinische, laborchemische, mikrobiologische oder in den bildgebenden Verfahren erhobene Befunde gibt, die den begründeten Verdacht ergeben, dass eine durch einen bakteriellen Krankheitserreger verursachte Infektion vorliegt.

Klinische Hinweise auf das Vorliegen einer Infektion

- Fieber
- Schüttelfrost
- (Thrombo)phlebitis
- Entzündete Kathetereinstichstellen
- Abszessbildung, Entleerung von Eiter

Laborchemische Hinweise auf das Vorliegen einer Infektion:

- Leukozytose
- CRP-Anstieg
- Fibrinogenanstieg

Mikrobiologische Hinweise auf das Vorliegen einer Infektion

- Nachweis von pathogenen Keimen im Tracheal-, Bronchialsekret, Urin, Liquor, Blutkultur

Merke:

Nicht jeder nachgewiesene Keim ist pathogen bzw. behandlungsbedürftig, insbesondere dann nicht, wenn klinisch keine Hinweise auf eine Infektion vorliegen z. B. S. aureus, S. pneumoniae, H. influenzae im Bronchialsekret).

Bildgebende Verfahren

- Nachweis von Infiltraten im Thoraxröntgenbild
- Nachweis von Abszessbildungen in der Sonographie, CT oder MRT

Idealerweise wird eine antibiotische Therapie eingeleitet, wenn:

1. sicher eine Infektion vorliegt;
2. der Erreger nachgewiesen ist;
3. eine Resistenzaustestung dieses Erregers vorliegt.

Es wird dann das Antibiotikum mit der geringsten antibiotischen Breite ausgewählt, das diesen Erreger am sichersten bekämpft, die wenigsten Nebenwirkungen hat, am wenigsten mit den übrigen Medikamenten interagiert und am kostengünstigsten ist.

In der klinischen Praxis ist man nicht selten gezwungen, eine so genannte **kalkulierte** Chemotherapie einzuleiten. Das heißt, es liegt eine Infektion vor, dessen Erreger man aber (noch) nicht kennt. In Kenntnis der allgemeinen Resistenzsituation auf der Station, und entsprechend der Erfahrung, welche Erreger am häufigsten die in Frage kommende Infektion verursachen, wird eine Antibiotikatherapie eingeleitet. Es gibt keine **blinde** Antibiotikatherapie.

Eine **Omnispektrum**-Chemotherapie, d. h. eine Antibiotikatherapie, die **alle** fakultativ pathogenen Keime erfasst, wird dann eingeleitet, wenn es sich um ein lebensbedrohliches Krankheitsbild handelt. Nach Gewinnung von Bronchialsekret, Urin, Blutkulturen, Liquor etc. zur mikrobiologischen Aufarbeitung wird unverzüglich mit einer möglichst lückenlosen Chemotherapie begonnen (z. B. Cefotaxim [Claforan®] + Piperacillin-Tazobactam [Tazobac®] + Tobramycin [Gernebcin®] oder Meropenem [Meronem®] + Tobramycin [Gernebcin®]).

Eine **gezielte** Chemotherapie ist dann möglich, wenn Erreger und dessen Resistenz bzw. Empfindlichkeit gegenüber bestimmten Antibiotika bekannt sind.

Neben den genannten Prinzipien der Chemotherapie ist darauf zu achten, dass Antibiotika verschiedener Substanzklassen eingesetzt werden, um Resistenzbildungen auf der Station zu vermeiden. Wird die durch Klebsiella pneumoniae verursachte Pneumonie des einen Patienten entsprechend Antibiogramm mit Cefotaxim (Claforan®) behandelt, so wird beim nächsten Patienten mit Klebsiellenpneumonie wiederum entsprechend Antibiogramm Ceftriaxon (Rocephin®) eingesetzt.

2.15.4   Pneumonie

Die Diagnose der bakteriellen Pneumonie stellt sich anhand:
- der Klinik (eitriges Tracheal-, Bronchialsekret, Auskulationsbefund, Fieber)
- des Nachweises von Infiltraten im Thoraxröntgenbild
- des Nachweises von pathogenen oder fakultativ pathogenen Keimen im (vorzugsweise bronchoskopisch gewonnenen) Bronchialsekret.

Sind diese drei Kriterien erfüllt, ist die Indikation zur antibiotischen Behandlung gegeben. Liegen zwei dieser drei Kriterien vor, wird die Einleitung einer antibiotischen Therapie in Erwägung gezogen.

Das gewählte Antibiotikum richtet sich nach den nachgewiesenen Keimen. Liegt noch kein Keimnachweis vor und muss aufgrund der klinischen

Umstände eine antibiotische Therapie eingeleitet werden, empfiehlt sich folgendes Vorgehen:

1) Bei mäßig schwerem Krankheitsbild:

Piperacillin/Tazobactam (Tazobac®) 3-mal 4,5 g i.v.

oder

Ceftriaxon (Rocephin®) 1-mal 2 g i.v.

2) Bei schwerem, lebensbedrohlichen Krankheitsbild und/oder Nachweis von P. aeruginosa:

Piperacillin/Tazobactam (Tazobac®) 3-mal 4,5 g i.v. **plus** Tobramycin (Gernebcin®) 1-mal 5 mg/kgKG (Dosisanpassung nach Talspiegel 1,0 mg/dl)

oder

Meropenem (Meronem®) 3-mal 1 g bis 3-mal 2 g i.v. **plus** Tobramycin (Gernebcin®) 1-mal 5 mg/kgKG (Dosisanpassung nach Talspiegel 1,0 mg/dl)

Liegt der Verdacht nahe, dass es sich um eine Legionellose handeln könnte: Erythromycin (Erythrocin® 4-mal 0,5 g i.v.). Ansonsten erfolgt die Antibiose entsprechend dem Antibiogramm.

> **Merke:**
> Eine Aspiration erfordert primär keine antibiotische Therapie!! Im Falle einer vermuteten oder tatsächlichen Aspiration wird zunächst eine Bronchoskopie durchgeführt, um aspiriertes Fremdmaterial zu entfernen und damit auch die Diagnose zu sichern und um Material für die Mikrobiologie zu gewinnen.

2.15.5 Harnwegsinfekt

Betroffen sind v. a. Patienten mit liegendem Blasenkatheter. Die Diagnose ergibt sich aus dem Nachweis einer signifikanten Keimzahl im Urin (KZ mehr als 105/ ml). Wenn möglich ist der Blasenkatheter zu entfernen (den Blasenkatheter zu wechseln ist nutzlos). Ansonsten antibiotische Behandlung entsprechend dem Antibiogramm. In der Regel ist Trimethoprim-Sulfamethoxazol (Bactrim®, Cotrim®) 2-mal 960 mg die geeignete Antibiose.

2.15.6   Katheterassoziierte Infektion

Bei Verdacht auf eine katheterassoziierte Infektion werden über die liegenden Gefäßkatheter und eine periphere Vene Blutkulturen abgenommen, und dann alle liegenden intravasalen Katheter entfernt. Die Spitze des zentralen Venenkatheters wird zur mikrobiologischen Untersuchung eingeschickt. Die Indikation zum Einbringen neuer Gefäßkatheter muss streng geprüft werden. Sind weiterhin Gefäßkatheter erforderlich, werden diese über neue Zugangswege eingebracht. Letztendlich ist die katheterassoziierte Infektion eine Ausschlussdiagnose (kein Harnwegsinfekt, keine bronchopulmonale Infektion etc.), da selten der Nachweis desselben Erregers in der Blutkultur und den Gefäßkathetern gelingt. Besteht aber der dringende Verdacht auf eine katheterassoziierte Infektion bzw. ist diese nachgewiesen, handelt es sich in der Regel um eine Staphylokokkenbesiedlung. Antibiotikum der Wahl ist Vancomycin.

Merke:

Es empfiehlt sich, in regelmäßigen Abständen zu prüfen, ob Gefäßzugänge tatsächlich erforderlich sind. Die beste Prophylaxe einer katheterassoziierten Infektion ist das rechtzeitige Entfernen der Katheter.

2.15.7   Meningitis

Die Symptomkonstellation Meningismus, Verwirrtheit, Vigilanzstörungen legt den dringenden Verdacht auf das Vorliegen einer Meningitis nahe. Es wird unverzüglich per Lumbalpunktion oder über eine liegende Liquordrainage Liquor zur entsprechenden Labor- und mikrobiologischen Diagnostik gewonnen. In diesem Fall sollte das mikrobiologische und das Liquorlabor informiert und die Probe sofort dorthin gebracht werden, damit sie unverzüglich bearbeitet werden kann.

Bei unseren Patienten mit Verdacht auf Meningitis handelt es sich in der Regel um neurochirurgisch voroperierte Patienten, Patienten mit externen oder internen Ventrikeldrainagen oder um neurotraumatologische Patienten. Der Erregernachweis gelingt für die Meningitis leider nur selten. Deswegen und aufgrund der Schwere der in der Regel vorliegenden

Grunderkrankung ist die antibiotische Behandlung in der Regel recht breit angelegt und erfolgt mit Antibiotika mit recht guter Liquorgängigkeit. Kein Antibiotikum ist wirklich gut liquorgängig, deshalb ist auf eine ausreichend hohe Dosierung zu achten.

Als **Antibiose** in diesen Fällen haben sich bewährt:

Ceftriaxon (Spizef® 3- bis 4-mal 2 g i.v.) **plus** Fosfomycin (Fosfocin® 3-mal 5 mg i.v.) **plus** Gentamicin (Refobacin®)

Meropenem (Meronem® 3-mal 2 g i.v.)

Bei Shuntinfektionen, d. h. Infektion über eine externe Liquordrainage, handelt es sich in der Regel um eine Staphylokokkeninfektion. Der Shunt sollte, möglichst über ein neues Bohrloch, unverzüglich ausgetauscht werden. Antibiose der Wahl ist die Kombination aus Vancomycin und Rifampicin. **zusätzlich wird einmal täglich 5 mg Gentamicin (Refobacin L®) über die liegende Drainage instilliert** und der Katheter dann für eine halbe Stunde abgeklemmt. Hat der Patient einen erhöhten intrakraniellen Druck, empfiehlt es sich, vor Instillation des Antibiotikums 3–5 ml Liquor abzulassen.

2.16 Gefäßzugänge

2.16.1 Zentraler Venenkatheter

Die Indikation zur Anlage eines zentralen Venenzuganges ist abzuwägen gegenüber potenziellen Komplikationen und Risiken.

Merke:
Ein kreislaufstabiler, wacher Patient, der keine hochosmolare Infusionslösungen erhält, benötigt keinen ZVK.

Indikationen für die Anlage eines zentralen Venenkatheters

- Gabe von hyperosmolaren Lösungen (Osmolarität über 600 mosmol/l)
- Hämodynamische Überwachung (ZVD-Messung)
- Gabe von Katecholaminen und anderen venenreizenden Substanzen (► Kap. 4, ◻ Tab. 4.1)

- Langzeit-Infusionstherapie (mehr als 10 Tage)
- Venöse Hämofiltration/-dialyse

Komplikationen der zentralen Venenkatheterisierung:

- Punktion der Pleurakuppe und der Lunge mit Pneumothorax (V. subclavia und V. jugularis interna)
- Hämatothorax und Hämatomediastinum
- Punktion von arteriellen Gefäßen (A carotis, A. subclavia, A. vertebralis) mit der Gefahr der Blutung, Ausbildung eines falschen Aneurysmas, arteriovenöse Fistel
- Punktion von Lymphgefäßen mit Chylothorax und Chylomediastinum
- Katheterfehllagen (z. B. im Pleuralraum mit der Folge des »Infusothorax«)
- Nervenverletzungen (Plexus brachialis, N. vagus, N. phrenicus, Plexus cervicalis, Ganglion stellatum)
- Katheterinfektion und -sepsis
- Thrombose (speziell in der V. femoralis)
- Auslösen von Extrasystolen bei Vorführen des Seldinger-Drahtes oder des Katheters in den rechten Vorhof oder Ventrikel

Der Zugangsweg, der zur Anlage eines ZVK gewählt wird, hängt von der Erfahrung des Punktierenden (◙ Tab. 2.5), dem Verletzungsmuster und den geplanten chirurgischen Eingriffen ab. Auch bei neurochirurgischen oder neurotraumatolgischen Patienten kann der Zugang über die Vena jugularis gewählt werden. Wesentliche Abflussbehinderungen ergeben sich, wie man früher befürchtete, in der Regel nicht.

Es gibt keine allgemein-verbindlichen Richtlinien darüber, wie lange ein Gefäßzugang in situ belassen werden kann. Die Keimbesiedlung des Katheters (in der Regel mit S. aureus) und die Infektionshäufigkeit nimmt zwar mit zunehmender Liegedauer zu, es lässt sich aber daraus nicht ableiten, wann ein Katheter notwendigerweise entfernt oder gewechselt werden muss. Liegen Hinweise für eine lokale oder systemische Katheterinfektion vor, muss der Katheter umgehend entfernt werden. Die beste Prophylaxe eines Katheterinfekts ist ein streng aseptisches Vorgehen bei Katheteranlage (ein am Unfallort gelegter zentraler Venenkatheter wird in der Klinik entfernt), Vermeiden von unnötigen Manipulationen am Katheter, Asepsis bei Injektionen und Blutentnahmen über den Katheter, steriler Verband, tägliche Kontrolle der Einstichstelle, Reduktion der Verbindungsstücke

☐ Tab. 2.5. Punktion peripherer und zentraler Venen

	Periphere Armvene (V. basilica/ cephalica)	V. jugularis externa	V. jugularis interna	V. subclavia	V. femoralis
Erforderliche Geübtheit des Punktierenden	+	++	+++	++++++	+++
Erfolgsquote	Etwa 80%	60–90%	>95%	>95%	>95%
Größere Komplikationen	Keine	Keine	Punktion A carotis (3%)	Pneumothorax (2%)	Tiefe Venenthrombose

und Dreiwegehähne auf ein Minimum, sowie engmaschige Kontrollen der biochemischen Infektparameter (C-reaktives Protein, Leukozytenzahl, Fibrinogen). Ein unnötig häufiger Wechsel des zentralen Venenkatheters lässt sich dadurch vermeiden. Nach Entfernen des zentralen Venenkatheters wird dessen Spitze zur mikrobiologischen Untersuchung eingesandt, auch wenn keine Hinweise auf einen katheterassoziierten Infekt bestehen.

Vorgehen bei der Punktion

- Aseptische Technik: sterile Handschuhe, Mundschutz, Haube, steriler Kittel, sterile Abdecktücher, gründliche Hautdesinfektion
- Kopftieflage erleichtert durch bessere Venenfüllung die Punktion der Vena jugularis und der Vena subclavia. **Cave:** Patienten mit ICP-Erhöhung können durch Kopftieflagerung eine weitere Erhöhung des ICP erfahren!
- Bei wachen Patienten ausreichende Lokalanästhesie mit 2%igem Lidocain, evtl. leichte Sedierung mit Midazolam
- Punktion der Vena jugularis oder der V. subclavia mit fest aufgesetzter, zur Hälfte mit 0,9%iger Kochsalzlösung gefüllter 5- oder 10-ml-Spritze.
- Zu erwartende Lage der Katheterspitze 3–4 cm subklavikulär rechtsparasternal durch vorheriges Abmessen abschätzen. EKG-Kontrolle

(evtl. Auslösen von Rhythmusstörungen bei zu tiefer Lage des Katheters).

- Nach Legen des Katheters Aspirationsversuch. Die Punktionsspritze wird abgenommen, um zu prüfen, ob arterielles oder venöses Blut zurückfließt (arterielle Punktion?). Im Zweifelsfall, wird Blut aspiriert und per Blutgasanalyse geprüft, ob es sich um arterielles oder venöses Blut handelt. **Wenn Blut frei aspiriert werden kann, kann der Katheter zu Infusionszwecken genutzt werden.**
- Die Lage jedes neu angelegten ZVK wird so bald als möglich röntgenologisch kontrolliert. Spätestens danach wird der Katheter bei korrekter Lage angenäht.
- Jeder ZVK wird auf der Patientenkurve mit Zugangsweg, Art des Katheters und der Liegedauer des Katheters vermerkt.
- Wurde in Notfallsituationen ein ZVK nicht in aseptischer Technik gelegt, wird dieser so bald als möglich entfernt und die Katheterspitze zur mikrobiologischen Untersuchung eingeschickt.

Katheterpflege und -handling

- Manipulationen und Diskonnektionen des Systems sollten möglichst vermieden werden.
- Der ZVK wird steril und ohne Abknickungen verbunden. Der Katheter muss so fixiert werden (durch Naht und Verband), dass Bewegungen des Katheters im Bereich der Punktionsstelle verhindert werden.
- Die Eintrittsstelle des Katheters wird täglich durch den Verband vorsichtig palpiert. Ein Verbandswechsel wird vorgenommen. Auf dem Fixomull-Pflaster wird das Datum und die Uhrzeit des letzten Verbandswechsels vermerkt.
- Bei Diskonnektion des ZVK vom Infusionsystem wird vor erneuter Konnektion eine Sprühdesinfektion des Katheteransatzes vorgenommen.
- Die Anzahl der Dreiwegehähne ist auf ein Minimum zu beschränken. Die Verschlussstopfen der Dreiwegehähne werden nur einmal benutzt.
- Bei Blutentnahme über den ZVK wird unter den dem ZVK direkt vorgeschalteten Dreiwegehahn eine sterile Kompresse gelegt, der Stopfen entfernt, eine Sprühdesinfektion vorgenommen, das Blut entnommen, danach gründlich gespült und nach erneuter Sprühdesinfektion der Dreiwegehahn mit einem neuen Verschluss versehen.
- Medikamente werden über ein zwischen dem Infusionssystem und dem intravenösen Zugang gelegenen gelben Injektionsport gegeben. Nach

Tab. 2.6. Zugangswege für die arterielle Kanülierung		
1. Wahl	**2. Wahl**	**3. Wahl**
A. radialis	A. dorsalis pedis	A. brachialis
A. femoralis	A. ulnaris	A. axillaris
	A. tibialis posterior	A. temporalis superficialis

Insgesamt ist die Komplikationsrate der arteriellen Punktion mit Einbringen eines Gefäßkatheters eher niedrig.

2.16.3 PiCCO-Katheter

Indikationen für die Anlage eines PiCCO

- Erweitertes hämodynamisches Monitoring im Rahmen schwerster Krankheitszustände wie Sepsis, Multiorganversagen und HHH-Therapie (▶ Kap. 3.4.2) zur Steuerung der Volumen- und Katecholamintherapie
- Zur Diagnosefindung bei Patienten mit instabiler Kreislaufsituation, die auf anderem Wege nicht geklärt werden kann.

Einige grundlegende Dinge zum PiCCO

PiCCO *(Pulse-induced Contur Cardiac Output).* Es dient dem Anwender als Hilfsmittel zur Diagnose des Gesamtzustandes des Patienten und unterstützt somit Entscheidungen für die Therapiesteuerung. Das Herzzeitvolumen wird sowohl diskontinuierlich mittels transpulmonaler Thermodilutionstechnik, als auch kontinuierlich durch die arterielle Pulskonturanalyse (PiCCO) ermittelt. Des Weiteren wird vom PiCCO die Herzfrequenz, der systolische und diastolische Blutdruck gemessen und leitet den mittleren arteriellen Blutdruck ab. Ferner wird die diskontinuierliche HZV-Messung mit Hilfe der transpulmonalen Thermodilutionsmethode ermöglicht.

Zur Durchführung der Thermodilution wird ein bekanntes Volumen (z. B. 20 ml) einer geeigneten Lösung (z. B. isotonische Kochsalzlösung) möglichst schnell zentralvenös (distales Lumen).injiziert. Infolge der Injektion der Boluslösung kommt es stromabwärts im arteriellen System zu einer Temperaturveränderung des Blutes. Diese wird mit dem HZV-Computer registriert. Die Injektattemperatur wird direkt an einem Temperaturfühler am ZVK (PiCCO-Set) gemessen. Wegen der längeren Messstrecke sollte eine große Temperaturdifferenz zwischen Bluttemperatur und Injektattemperatur herrschen. Dies wird durch einfaches Kühlen der Injektionslösung (ca. 6°C, Lagerung im Kühlschrank) ermöglicht.

Es werden folgende Parameter berechnet (Abkürzungen ◘ Tab. 2.7): CO, CFI; die Parameter ITBVund EVLW werden mit Hilfe der Thermodilutionsmethode und einer spezifischen Best-Fit-Gleichung abgeschätzt. Nach Eingabe von Köpergewicht und Größe werden die auf die Körperoberfläche bezogenen Parameter: CI, ITBI und ELWI berechnet. In zahlreichen experimentellen Untersuchungen konnte gezeigt werden, dass das ITBV ein besserer Indikator der kardialen Vorlast ist als der ZVD oder der pulmonalkapilläre Verschlussdruck (PAWP). Das EVLW ist der einzige bettseitg erfassbare Parameter, mit welchem der Lungenstatus quantifiziert werden kann. Dies macht sich v. a. beim Lungenödem, das durch eine erhöhte pulmonalvaskuläre Permeabilität, z. B. im Rahmen einer Sepsis, verursacht wird, bemerkbar.

Ferner wird mit der PiCCO-Methode eine kontinuierliche Pulskonturanalyse durchgeführt. Dabei werden folgende Parameter angezeigt bzw. errechnet: PCHZV (PiCCO), ABP, HR, SV, SVV, SVR und dPmx. Ebenfalls können der PCHI, der SVI und der SVRI nach Eingabe der Patientengröße und des Gewichtes bestimmt werden.

Um die physiologische Windkesselfunktion der Aorta einzubeziehen, muss zur Kalibration der Pulskonturanalyse die Compliance der Aorta gemessen werden. Dazu wird zeitgleich das transpulmonal gemessene HZV und der arterielle Blutdruck zur Bestimmung verwendet. Bei der Analyse der Thermodilutionskurve werden die mittlere Durchgangszeit (MTt) und die exponentielle Abfallzeit (DSt) zur Ermittlung von intra- und extravaskulären Flüssigkeitsvolumina verwendet. Bei Eingabe des Körpergewichtes und der Größe des Patienten stellt das PiCCO die Parameter bezogen auf Körperoberfläche bzw. Körpergewicht dar.

◘ **Tab. 2.7.** Abkürzungen **zu** PiCCO (Messwerte)

ABP	arterieller Blutdruck
C(p)	patientenindividuelle Aortencompliance
CFI	kardialer Funktionsindex (HI/GEDVI) (4,5–6,5 l/min)

▼

◘ Tab. 2.7. (Fortsetzung)

CI	»cardiac index«, Herzindex (HI)
CO	»cardiac output«, Herzzeitvolumen (HZV)
dPmx	Index der linksventrikulären Kontraktilität
DSt	Abfallzeit, d. h. exponentielle Abfallzeit der TD-Kurve
EVLW	extravasales Lungenwasser
ELWI	extravasaler Lungenwasserindex (1,0–3,0 ml/kg)
GEDV	globales enddiastolisches Volumen der 4 Herzkammern
GEDVI	globaler enddiastolischer Volumenindex der 4 Herzkammern (680–800 ml/m^2)
GEV	globale Auswurffraktion 4 × SV/GEDV (25–35%)
HI	Herzindex (3,0–5l/min/m^2)
HR	»heart rate«, Herzfrequenz
HZV	Herzzeitvolumen (wird über die Stewart-Hamilton-Methode errechnet)
ITBV	intrathorakales Blutvolumen (ITTV), Vorlastindikator
ITBVI	intrathorakaler Blutvolumenindex, Vorlastindikator (850–1000 ml/m^2)
ITTV	intrathorakales Thermovolumen
K	Korrekturfaktor der spez. Wärmekapazität und Dichte von Wasser auf Blut
LAEDV	linksatriales enddiastolisches Volumen
LVEDV	linksventrikuläres enddiastolisches Volumen
MTt	»mean transit time«, mittlere Durchgangszeit (die Hälfte des Indikators hat den Messort durchlaufen)
PBV	pulmonales Blutvolumen
PCHI	Pulskontur HI
PCHZV	Pulskontur HZV
PTV	pulmonales Thermovolumen

▼

◘ Tab. 2.7. (Fortsetzung)

PVPI	pulmonal-vaskulärer Permeabilitätsindex. EVLW/PBV (1,0–3,0)
RAEDV	rechtsatriales enddiastolisches Volumen
RVEDV	rechtsventrikuläres enddiastolisches Volumen
SV/I	Schlagvolumen/-index (40–60 ml/m^2)
SVR/I	»systemic vascular resistance index«, peripherer Gefäßwiderstand (1200–1800 dyn×s×cm^{-5}×m)×
SVV	Schlagvolumenvariation (Überprüfung des Effekts einer Volumengabe, zeigt die Steilheit der Frank-Starling-Kurve an), nur bei Überdruckbeatmung anzuwenden (≤10%)
Tb	Bluttemperatur
TD	Thermodilution
Ti	Injektattemperatur (<8°C)
Vi	Injektatvolumen (20 ml)

Vorgehen bei der Punktion und Anlage eines PiCCO

Bei der Anlage des PiCCO-Systems wird wie bei der Anlage eines ZVK und einer Femoralarterie vorgegangen (▶ Kap. 2.16.1 und 2.16.2). Man benötigt allerdings ein PiCCO-Set dazu, da ein spezifischer arterieller Katheter und spezielle Messfühler verwendet werden müssen.

2.16.4 Neurochirurgische Katheter und Drainagen

Redondrainagen

Wo: Zwischen Teil Galea aponeurotica/Muskelgewebe und Periost/Knochen = subgaleal

Wozu: Ableiten von Wundsekret, sonst Gefahr von Ansammlung – Abkapselung – Wundheilungsstörung – Empyembildung

Wie behandelt: Redondrainagen bilden ein geschlossenes System mit einem Sog in der Redonflasche. Redonflasche ist routine-

	mäßig mit Sog, kann aber auch nur mit halben oder ohne Sog angelegt sein (Operateur fragen!)
Wann gezogen:	ca. 24 h post Op. bzw. nach Anordnung Operateur; ggf. Naht, Gesamtmenge bilanzieren
Cave:	Wenn Liquorbeimischung, wird der Arzt informiert: Sog aus dem System entfernen, um Liquorfistelbildung zu vermeiden. Wechsel einer Drainageflasche bei hoher Sekretmenge nur unter sterilen Kautelen

Ventrikeldrainagen

Wo:	über rechts- oder links-frontales Bohrloch wird die Drainage in das Vorderhornd des Seitenventrikels eingeführt.
Wozu:	Ableiten von Liquor bei Hydrocephalus und/oder zur Messung des intrakraniellen Drucks bei Systemen mit Druckmodul.
Wie behandelt:	Äußerer Gehörgang des Patienten bildet Nullpunkt, auf dessen Höhe sich a) das Druckmodul befinden muss und auf dieser Höhe kalibriert wird und b) die Höhe des Auffanggefäßes bezieht.

Ventrikeldrainagen bilden ein halboffenes System – Liquor kann in das Auffanggefäß abfließen, die Luft im Gefäß entweicht nach außen. Durch die Höhe des Auffanggefäßes kann man den Liquorfluss regulieren je höher das Gefäß, umso höher muss der Liquordruck = intrakranielle Druck sein, um Liquor abfließen zu lassen – oder vice versa. Soll viel Liquor abfließen, muss das Auffanggefäß dementsprechend tief hängen.

Probenentnahme:	täglich für Mikrobiologie und Zelllabor via Dreiwegehahn oder Gummimembran: distalen Schenkel abklemmen, sterile Unterlage (Kompressenpackung reicht), Desinfektion, Kanüle, Spritze, sterile Handschuhe und mindestens 2 ml entnehmen.
Fördermenge:	in der Regel 150–200 ml pro Tag bzw. je nach Indikationsstellung mehr oder weniger

Der Auffangbehälter hat ein Entlüftungsventil mit einer Klemme und einem Bakterienfilter. Die Klemme muss, außer zum Transport, geöffnet und der Bakterienfilter darf nicht nass sein, sonst kann die Luft im Auffanggefäß nicht mehr entweichen, mit der Folge, dass kein Liquor in das Auffanggefäß nachfließen kann.

❗ Cave: Bei Transport (CCT, Mobilisation) Ventil abklemmen, damit der Filter durch den Liquor nicht nass wird.

Eine neu angelegte Systemleitung muss steril mit Aqua gefüllt werden, bis erste Tropfen im Auffangbehälter zu sehen sind.

Wechsel:	Nach 7–10 Tagen normale Op.-Vorbereitung (Anmeldung, nüchtern, etc.)
	Der distale Anteil des Systems wird unter sterilen Kautelen auf Station gewechselt (bei defekten Druckmodulen, Verbindungsstücken o. Ä.)
	Vorher neues verfügbares System anschauen, um Konnektionsstelle festzulegen
Entfernen:	Zeitpunkt ist individuell festzulegen
	Sterile Kautelen
	Patient flach lagern um Lufteintritt beim Ziehen zu vermeiden
	Wunde mit Naht verschließen

Nach jeder Liquorabnahme, Diskonnektion oder Nullabgleichung der Hämobox sowie generell einmal pro Schicht muss die EVD neu abgeeicht werden. Hierzu den *oberen* 3-Wege-Hahn direkt über dem Druckabnehmer zu diesem selbst und zur Athmosphäre hin öffnen, die Verschlusskappe lockern (muss nicht ganz abgeschraubt werden) und den ICP am Siemens SC 9000 nullabgleichen. Anschließend *zuerst* den 3-Wege-Hahn wieder schließen, dann die Verschlusskappe wieder schließen.

Touhy-Drainage (lumbale Drainage)

Wo:	Mit dem Tuohy-Set wird durch Lumbalpunktion eine externe lumbale Drainage angelegt.
Wozu:	Ableiten von Liquor nach außen bei erhaltener Liquorpassage durch Engstellen (Foraminae monroi, luschkae, magendi und Aquädukt) und gestörter Liquorresorption.
Wie behandelt:	Nach Anlegen der Drainage ist in der Kurve die Höhe der Punktionsstelle, die Tiefe, in der der Intrathekalraum identifiziert wurde, sowie wie weit der Katheter eingeführt wurde zu vermerken.

Anschluss an ein Auffanggefäß: Liquorfluss wird wie bei externer Ventrikeldrainge über Höhe des Auffanggefäßes geregelt. Nullpunkt ist die Wirbelsäule des Patienten. Es besteht ebenfalls die Möglichkeit, ein Druckmodul anzuschließen.

zusätzlich: sehr kleinlumiger Drainageschlauch bei Liquorprobenentnahme Geduld, Liquor kann nicht schneller fließen und durch Aspiration, wie auch spontan, kann sich die Drainagespitze an Duralsack oder Nervenwurzel legen bei Widerstand sofort Sog abbrechen und entweder vorsichtig anspülen oder Drainage um 0,5 bis 1 cm zurückziehen – unter sterilen Bedingungen.

Probenentnahme: wie bei Ventrikeldrainage

Wechsel: in der Regel 4. bis 7. Tag

Entfernen: Nach Ziehen »Druckverband« = Kompressen plus Fixomull®-Verband nach ein paar Stunden auf Liquorleckage kontrollieren

❶ **Cave:** Sehr kritisch ist die Anlage einer Touhy-Drainage als Ersatz für eine liegende externe Ventrikeldrainage (EVD): Die EVD darf nur dann gezogen werden, wenn sichergestellt ist, das die Touhy die Fördermenge voll übernimmt (kontrolliert niedriger ICP, über EVD gemessen, für mindestens 24 h)

Robinson-Drainagen

Wo: Nach Entfernen von chronisch subduralen Hämatomen in subdurale Höhle eingelegt

Wozu: Zum Drainieren weiterer Hämatomanteile – meist zwei, eine nach frontal, eine nach okzipital gerichtet

Wie behandelt: Drainagen snd ohne Sog und verbleiben in der Regel 2 bis 3 Tage. Auffangbeutel hängt tief unter Kopfhöhe des Patienten. Falls vom Patienten toleriert, sollte der **Oberkörper flach gelagert** werden

Entfernen: Zeitpunkt letztlich individuell entscheiden; nach Ziehen unter sterilen Kautelen, Verschluss der Wunde mit einer Naht

»Pflegeleichte Drainage« – keine Probenentnahme nötig, kein Wechsel des Systems, »was läuft, läuft« – lediglich bei überschießender Menge von Blut oder Liquor sollte Rücksprache mit Operateur gehalten werden.

Spüldrainagen

Wo:	Nach operativer Sanierung infizierten Gewebes, meist Abszessen, in die Wundhöhle eingelegtes Drainagesystem mit einem Zu- und einem Ablauf
Wozu:	Durch kontinuierliche Spülung der Wundhöhle mit antibiotikahaltiger (meist Nebacetin®) Spüllösung (NaCl) wird eine weitere Sanierung des Herdes erreicht bzw. eine Neuansiedelung von Keimen vermieden
Wie behandelt:	System besteht aus Zulauf und Ablauf. Spülmenge pro Stunde wird von Operateur festgelegt. Diese Menge wird in das Sammelglas in dem geschlossenen Zulaufsystem gefüllt und über eine Stunde »infundiert«, dann erneut Sammelglas füllen. Ablauf erfolgt passiv über Drainageschlauch und Auffangbeutel
Entfernen:	in der Regel nach 3 Tagen, ggf. länger – zunächst Zulauf entfernen, Wunde nähen, Ablauf 12 bis 24 h später entfernen
Cave:	Möglichst genaue Bilanz der ein- und ausgeführten Spüllösung, ggf. Zulauf stoppen

2.16.5   Troubleshooting Ventrikeldrainage

Drainage fördert nicht

1. Überdruck in Tropfkammer bei verschlossener Entlüftung:
   → Lüftungsklemmen, Entlüftungsfilter und 3-Wege-Hähne überprüfen
2. Drainageschlauch ist abgeknickt (meistens am Konnektor, da hier der weiche Silikonschlauch der EVD durch die Haut tritt und bei unzureichender Fixierung vom rigiden PVC-Schlauch des Ableitungssytems leicht verdreht werden kann):
   → Verbandswechsel und Kontrolle der Ausleitungsstelle, ggf. Neufixierung mittels Naht oder Zügelung mit braunem Pflaster.
3. Drainagesystem ist verstopft durch Blutkoagel/Detritus (Aspiration an proximalem 3-Wege-Hahn: Liquor leicht aspirierbar):
   → Alle 3-Wege-Hähne offen? → Spülung des Drainagesystems mit NaCl aus frischer 100 ml-Flasche, ggf. Wechsel des Ableitungssystems.

4. Ventrikelkatheter ist verstopft durch Blutkoagel oder Gewebsdetritus:
→ *vorsichtige* Aspiration (bei bekannter Lage des Katheters auch Anspülung mit maximal 0,5–1 ml NaCl aus frisch angestochener 100-ml-Flasche); lässt sich die Drainage so nicht wieder in Gang bringen, muss ein Kontroll-CT angefertigt werden, um die Lage des Katheters und die Ventrikelweite beurteilen zu können:
→ Wechsel des Ventrikelkatheters.

5. Ventrikelkatheter ist disloziert:
→ Kontroll-CT anfertigen: Beurteilung von Ventrikelweite/Mittellinienverlagerung für evtl. Neuanlage.

6. Ventrikel ausgepresst (Drainage lässt sich nicht aspirieren aber ohne Widerstand anspülen, keine Klots im System, ICP-Kurve flach):
→ konservative ICP-Therapie ausschöpfen (▸ Kap. 3.6.1) + Kontroll-CT zur Neufestlegung des Procedere (EVD-Neuanlage? Dekompression?)

ICP-Wert unplausibel

1. Einfacher Ventrikelkatheter:
→ zuerst immer Nullabgleich durchführen!
→ Katheter verstopft (keine/flache ICP-Kurve)? s. oben
→ Ventrikel maximal drainiert? s. oben
→ Patient dekomprimiert (keine/flache ICP-Kurve, gute Reaktion des ICP auf *leichten* Druck auf Trepanationsdefekt)
→ unter fördernder Drainage generell zu niedrige ICP-Werte da System offen! Zur Messung EVD am proximalen 3-Wege-Hahn für mindestens 10–20 s auf »Messen« stellen (Abklemmdruck)!

2. Intraventrikuläre Drucksonde Raumedic®:
→ Nullabfgleich durchführen! Hierzu den blauen Knopf am NPS2 (= kleines Kästchen an Verbindung des Rehau-Kabels zur Hämobox) gedrückt halten (= Nullwertsimulation) und ICP-Nullabgleich am Patientenmonitor durchführen.
→ Kabel/NPS 2 austauschen; bei anhaltend unplausiblen Werten zusätzliche Druckmessung über die Wassersäule anschließen

3. Intraventrikuläre Drucksonde Spiegelberg® 3 (X/XL):
→ intrakranieller Druckballon/Schlauch defekt → zusätzliche Druckmessung über Wassersäule
→ Verbindungskabel zwischen Spiegelberg-Monitor und Hämobox defekt → Wechsel der Drucksonde

Liquorverlust aus Ausleitungsstelle

Liegt eine EVD über mehrere Tage kann es zur Liquorfistelung aus der Ausleitungsstelle der Drainage an der Galea kommen. Dies muss sofort behoben werden, da es zu einer unkontrollierten Liquordrainage führt und die ICP-Messung verfälschen kann. Eine Liquorstraße in der subkutanen Tunnelung ist zudem der Hauptinfektionsweg nach intraventrikulär.

Daher gilt: Es wird eine Tabaksbeutelnaht an der Ausleitung um die Drainage gesetzt. Sistiert die Fistel darunter nicht, muss die Drainage so bald wie möglich gewechselt werden.

Merke:

Je länger die Drainage (wie alle intrakraniellen Messsonden) subgaleal getunnelt ist, desto seltener sind Liquorfisteln und geringer das Infektionsrisiko.

2.17 Multimodales zerebrales Monitoring (MCM)

Einleitung

Ein Großteil der Patienten mit akuten neurochirurgischen Krankheitsbildern (in erster Linie handelt es sich hier um Patienten im Koma nach schwerem Schädel-Hirn-Trauma, hochgradiger Subarachnoidalblutung, oder ausgedehnten Hirninfarkten) ist allein konservativ behandelbar oder benötigt weitere Behandlung im Anschluss an eine initiale Notfalloperation. Für sie stellt die neurochirurgisch-neurologische Intensivtherapie den entscheidenden Grundpfeiler dar. Etabliert hat sich die Vorstellung von der primären und sekundären Schädigung des Hirngewebes. Die primäre Schädigung erfolgt durch das Ereignis selbst und ist damit nicht mehr abwendbar. Die sekundäre zerebrale Schädigung findet dagegen erst im Anschluss statt und ist damit einer Intervention potenziell zugänglich. Eine Reihe häufiger Ursachen zerebraler Sekundärschäden ist der Auflistung in ◘ Tab. 2.8 zu entnehmen.

Die Voraussetzung zu einer rationalen Therapie ist ein der Schwere des Krankheitsbildes angepasstes Monitoring, um Sekundärschäden rechtzeitig zu erkennen und zu vermeiden.

Begriffsdefinition

Die steigende Zahl von physiologischen Parametern, die heutzutage bei Komapatienten kontinuierlich gemessen werden können, erschwert eine schnelle und genaue Interpretation der Messwerte zunehmend.

Multimodales zerebrales Monitoring (MCM) ist ein integrativer Ansatz, die verschiedenen Überwachungsparameter, die aus der Intensivbehandlung komatöser Patienten resultieren, durch computergestützte Techniken, automatisierte Datenerfassung und Messwertanalyse, klinisch sinnvoll zusammenzufassen und nutzbar zu machen.

Diese Form des Monitorings setzt voraus, dass die überwachten Parameter *online* erfasst, gespeichert und derart verarbeitet werden, dass einerseits eine direkte therapeutische Entscheidung getroffen werden kann, andererseits auch eine exakte retrospektive Analyse möglich ist. Die Erfahrungen der Vergangenheit haben gezeigt, dass dieses eine keinesfalls triviale Aufgabe ist und es wird weiterhin daran gearbeitet, das multimodale zerebrale Monitoring weiterzuentwickeln.

2.17.1 Monitoring

Beim Monitoring von Komapatienten wird zwischen einem allgemeinen und zerebralen Basismonitoring und einem erweiterten Neuromonitoring unterschieden (◨ Abb. 2.1). Bildgebende Verfahren sind Zusatzuntersuchungen, die aufgrund ihrer in der Regel schlechten zeitlichen Auflösung und meist anfallender längerer Transportwege, üblicherweise nicht unter dem »Monitoring«-Begriff subsumiert werden. Andererseits stellen sie die einzige Überwachungsmodalität mit hoher Ortsauflösung dar und sind oftmals nötig, um rationale Therapieentscheidungen fällen zu können. Eine Einbindung in das Multimodale zerebrale Monitoring (MCM) wird durch digitale Bildverarbeitung im Verbund mit neueren Mikroprozessorgenerationen und Kliniknetzwerkstrukturen zunehmend einfacher.

Die verschiedenen Komponenten des MCM sollen im Folgenden vorgestellt und erläutert werden.

◘ Tab. 2.8. Die häufigsten Ursachen der zerebralen Ischämie nach einem schwerem Schädel-Hirn-Trauma. (Mod. nach Chesnut et al. 1995)

	Systemische Ursachen	Intrakranielle Ursachen
Eingeschränkte Durchblutung	Hypotonie Gefässverschluss	Erhöhter ICP Verlust der Autoregulation Vasospasmus
Erhöhter Metabolismus	Pyrexie	Mangelhafte Sedierung/Stress Krampfanfälle
Eingeschränkte O_2-Versorgung	Hypoxämie Anämie	Hypokapnische Vasokonstriktion
Azidose	Hyperglykämie Hyperkapnie Sepsis	Sekundär bei verminderter Durchblutung/Sauerstoffmangel

2.17.2 Basismonitoring

Das Basismonitoring ist die unabdingbare Voraussetzung für die Behandlung von Komapatienten, insbesondere von Patienten mit erhöhtem intrakraniellem Druck. Dieses Basismonitoring umfasst:

1. EKG
2. Blutdruck
3. Körpertemperatur
4. Pulsoxymetrie
5. Blutgasanalysen
6. Blutchemie (Hb, Hkt, Na, K, Glukose, Serumosmolalität, Gerinnung)

Das geschilderte Basismonitoring unterscheidet sich nicht von dem anderer Intensivpatienten. Es dient zur Überwachung und Sicherung vitaler Funktionen.

Überwachung des klinisch-neurologischen Zustandsbildes

Der Überwachung des klinisch-neurologischen Zustands von Patienten mit intrakraniellen Verletzungen und daraus resultierenden Bewusstseins-

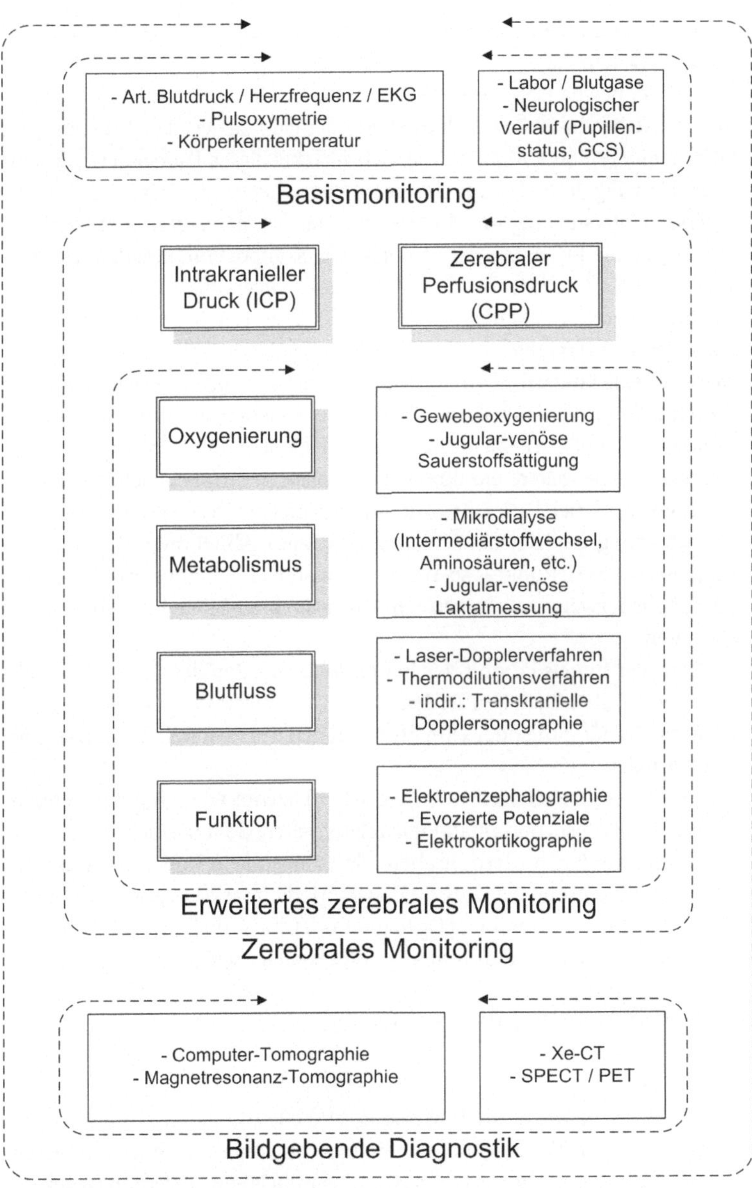

Abb. 2.1. Multimodales zerebrales Monitoring in der neurochirurgischen Intensivmedizin

störungen kommt eine wichtige Rolle zu. Die Überwachung erfolgt anhand des GCS (▶ Kap. 3.6).

Schwer bewusstseinsgestörte Patienten, sind in der Regel intubiert, beatmet und daher zusätzlich analgosediert oder gar relaxiert. Die Erhebung des GCS ist hier limitiert. Man sollte jedoch auch bei diesen Patienten wenigstens einmal am Tag die Sedierung soweit abklingen lassen, dass eine kurze orientierende Untersuchung und Beurteilung der Schmerzreaktion möglich ist. Oft ist nur die Erhebung der motorischen Komponente möglich. Die sog. »beste verbale Antwort« bzw. das Kriterium »Augenöffnen« ist bei intubierten und sedierten Patienten nicht zuverlässig zu erheben. Trotzdem bietet auch hier die Erfassung der »besten motorischen Antwort« oft wichtige Hinweise auf eine klinisch-neurologische Verschlechterung. Eine entscheidende Einschränkung dieses Verfahrens besteht bei Patienten mit kritisch erhöhtem intrakraniellem Druck dar, da bei solchen Patienten unter Abklingen der Sedierung oft eine weitere intrakranielle Drucksteigerung beobachtet wird.

Kommt es bei Patienten mit intrakraniellen Verletzungen zur Verschlechterung der Bewusstseinslage und zum Abnehmen des GCS um mindestens zwei Punkte, so muss ein Kontroll-CT angefertigt werden, um möglicherweise neu aufgetretene intrazerebrale Hämatome u. a. auszuschließen.

Darüber hinaus kommt der Beurteilung von Pupillenweite, Lichtreaktion und fokalen Defiziten Bedeutung zu. Sie dienen heutzutage in erster Linie zur Bestätigung oder zum Hinterfragen des überwachten intrakraniellen Drucks.

Das Neuauftreten fokal-neurologischer Defizite, wie z. B. einer Hemiparese, ist in der Neurotraumatologie relativ selten. Sollten solche Symptome festgestellt werden, fordern sie ebenfalls zwingend ein Kontroll-CT. Bei anderen Krankheitsbildern (z. B. SAB, ICB, Mediainfarkt) können u. U. andere Diagnostikverfahren besser geeignet oder zusätzlich erforderlich (z. B. Angiographie, MRT), sodass hier im Einzelfall entschieden werden muss.

Zerebrales Monitoring (ICP/CPP)

Technik

Der »Goldstandard« der ICP-Messung ist die kontinuierliche Messung des Liquordrucks im Ventrikelsystem vorzugsweise im Vorderhorn des Seitenventrikels. Dabei erfolgt die Druckmessung mittels eines externen Druckaufnehmers über die Flüssigkeitssäule bzw. durch einen Tipkatheter, der sich an der Spitze der *Ventrikeldrainage* (im Ventrikelsystem) befindet. Bezugspunkt der ICP-Messung sind die Foramina Monroi, die sich in Rückenlage auf einem Niveau mit den äußeren Gehörgängen befindet. Ein Vorteil der intrakraniellen Druckmessung dieser Art besteht darin, dass Liquor nach extern drainiert werden kann und damit ein Volumengewinn im Intrakranium erzielt wird. Nachteil der Messung des ICP mittels eines Ventrikelkatheters ist die Invasivität, verbunden mit der Gefahr einer intrazerebralen Blutung bzw. der Infektion des Katheters. Bei einer einfachen Ventrikeldrainge, bei der die Druckmessung über die Wassersäule erfolgt, muss zur validen Messung des ICP die Drainage für mindesten 10–20 s geschlossen werden, da sonst über den Ablauf ein Druckausgleich erfolgen kann was falsch niedrige ICP-Werte zur Folge hat. Somit ist mit der einfachen EVD streng genommen eine kontinuierliche ICP-Messung nur bei stets geschlossener Drainage möglich. Ausserdem kann bei ausdrainiertem Ventrikelsystem der Druck nicht mehr zuverlässig gemessen werden (▸ Kap. 2.16.5).

Die Messung des *Parenchymdrucks* (z. B. Rehau™-Sonden, Codman™-Sonden, etc.) ist hingegen unabhängig vom Liquorsystem, spiegelt jedoch den ICP ähnlich genau wider. Die Gefahr der intrazerebralen Blutung dieser Mikrosensoren ist deutlich geringer als die des Ventrikelkatheters, die Infektionsgefahr ist zu vernachlässigen. Es besteht der Nachteil, dass die meisten Sensoren nach Platzierung nicht nachkalibriert werden können. Auch ist die therapeutische Liquordrainage mit Parenchymsonden nicht möglich. Es sind deshalb seit einiger Zeit kombinierte Systeme auf dem Markt, die *tip-transducer* in einer herköm mlichen Ventrikeldrainage integriert haben.

Weitere Druckwandler, die *epidural, subdural oder subarachnoidal* platziert werden, spielen heutzutage keine Rolle mehr.

Die Abwägung technischer Vor- und Nachteile der unterschiedlichen Messsysteme ist zweitrangig neben der Tatsache, dass der intrakranielle Druck tatsächlich und verlässlich gemessen wird. Da die bei allen Systemen auftretenden technischen Probleme mit der Häufigkeit ihrer Anwendung deutlich abnehmen, ist zu empfehlen, dass an einer Institution möglichst wenig verschiedene Systeme routinemäßig zur Anwendung kommen.

Indikation

Intrakranielle Verletzungen und Durchblutungsstörungen mit schwerer Beeinträchtigung der Bewusstseinslage (▸ Kap. 3).

Bewertung

Die Messung des ICP dient der Sicherstellung der zerebralen Perfusion und Oxygenierung. Insofern ist der ICP nur ein indirekter Parameter. Beim SHT kann es durch intrakranielle Blutungen, Kontusionen, das perifokale Ödem bzw. eine generalisierte Hirnschwellung zum Anstieg des ICP verbunden mit einer Abnahme des CPP kommen.

Die ICP-Schwelle, ab der die intrakranielle Hypertension behandelt wird, ist empirisch bestimmt und liegt bei 20 mmHg. Die Empfehlung zur Aufrechterhaltung des zerebralen Perfusionsdrucks liegt entsprechend über 60 mmHg.

2.17.3 Erweitertes zerebrales Monitoring (Elektrophysiologie, Oxygenierung, Metabolismus, Blutfluss)

Die Elektroenzephalographie (EEG) und evozierte Potentiale (EP), gehören zu den Pionierverfahren im Neuromonitoring von SHT-Patienten. Gegenstand dieser Messungen sind die hirnelektrischen Korrelate *zerebraler Funktion*, die infolge von Primär- und Sekundärschädigung, aber auch therapeutischen Maßnahmen (z. B. Analgosedierung) beeinträchtigt sein können.

Verschiedene Möglichkeiten der Überwachung der *zerebralen Oxygenierung* (Bulbusoximetrie, Gewebe-pO_2-[$p_{ti}O_2$-] Monitoring) befinden sich in der klinischen Anwendung. Mit Hilfe dieser global bzw. regional messenden Verfahren soll die Überwachung des schwer Schädel-Hirn-traumatisierten Patienten sicherer werden, da ein normaler bzw. mäßig erhöhter intrakranieller Druck keineswegs immer eine ausreichende zerebrale Durchblutung bzw. Oxygenierung gewährleistet und umgekehrt auch bei stark erhöhtem intrakraniellen Druck Durchblutung und Oxygenierung im Einzelfall durchaus noch ausreichend sein können.

Seit Mitte der 1990er Jahre ist durch die Einführung der sog. *Bedside*- oder *Online*-Mikrodialyse auch ein biochemisches Monitoring des *zerebralen Metabolismus* möglich. Durch die *Bedside*-Mikrodialyse stehen innerhalb kürzester Zeit (15–20 min nach Probensam mlung) Informationen über die extrazellulären Konzentrationen von Glukose, Laktat, Pyruvat, Glutamat und Glycerol zur Verfügung.

Verfahren die letztendlich den *zerebralen Blutfluss* selbst bestimmen sind diskontinuierlich, technisch aufwändig und in der Vergangenheit nur an wenigen Schwerpunktzentren möglich gewesen (z. B. PET, SPECT, Xenon-CT). Kontinuierliche lokale Messungen mittels Parenchymsonden beruhen auf Laser-Doppler-Techniken (semiquantitativ) oder Prinzipien der Thermodiffusion (quantitativ) und sind derzeit in der Erprobung.

Elektrophysiologische Verfahren (EEG, EP, EcoG)
Technik

Das EEG spiegelt die Summe kortikaler exzitatorischer und inhibitorischer postsynaptischer Potentiale (EPSP, IPSP) über die Zeit wider. Beurteilt werden Wellenform, Modulation des Frequenzspektrums (Vigilanz) und Reagibilität auf externe Stimuli. Die Wiederholung des EEG ist Voraussetzung für die Erfassung epileptiformer Entladungsmuster und die Kontrolle der antikonvulsiven Behandlung. Die Ableitung direkt von der Hirnoberfläche (Elektrocorticogramm, ECoG) ist fester Bestandteil in der Epilepsiechirurgie und wird gegenwärtig auch in der klinischen Neurotraumatologie, insbesondere bei fokalen Hirnverletzungen, versucht. Evozierte Potentiale (EP) sind die im EEG enthaltene elektrische Antwort des ZNS auf Stimulation. Durch Mittelungstechniken werden die phasengekoppelten Aktivitäten extrahiert. In der neurochirurgischen Intensivmedizin kommen v. a. die somatosensorischen (SSEP) und frühen akustischen (*brainstem auditory evoked responses*, BAER) EP zum Einsatz. Elektrophysiologische Verfahren können im Umfeld der Intensivstation durch Interferenzen anderer technischer Apparate u. U. stark in ihrer Aussagekraft eingeschränkt sein.

Indikation

Epilepsiediagnostik. Verlaufskontrolle der Sedierungstiefe. Soll wegen therapierefraktärer ICP-Anstiege ein Barbituratkoma induziert werden, ist die kontinuierliche EEG-Ableitung unbedingt erforderlich, um ein *Burst-suppression*-Muster einzustellen und so das Verhältnis zwischen Vor- und Nachteilen der Barbituratverabreichung optimal halten zu können. SSEP und BAER sind ein unverzichtbarer Bestandteil in der Diagnostik von traumatischen Hirnstam mläsionen. Die beschriebenen Verfahren sind ausserdem Zusatzuntersuchungen im Rahmen der klinischen Hirntoddiagnostik.

Bewertung

Zerebrale Ischämien lassen sich anhand des EEGs im späten Verlauf erkennen, da die Hirnfunktion und Hirndurchblutung normalerweise wechselseitig aneinander gekoppelt sind. Die prognostische Wertigkeit des EEG bei SHT-Patienten wird durch langwirksame Hypnotika eingeschränkt. Die prognostische Wertigkeit von wiederholt durchgeführten SSEP-Untersuchungen ist hingegen gut belegt. Die Elektrocorticographie ist ein invasives Verfahren, das seinen Stellenwert in der Neurotraumatologie noch zu behaupten hat und vermutlich nur in wenigen Fällen zum Einsatz kommen wird.

Bulbus-venae-jugularis-Katheter ($S_{jv}O_2$)

Technik

Die kontinuierliche Bestimmung der jugulärvenösen Sauerstoffsättigung ($S_{jv}O_2$) erfolgt durch reflexspektrophotometrische Messung der Sauerstoffsättigung nach retrograder Insertion eines fiberoptischen Katheters über die Vena jugularis interna in den Bulbus venae jugularis. Die Platzierung muss exakt sein, um Beimischungen extrakraniell-venösen Blutes auszuschließen. Ist der zerebrale Sauerstoffverbrauch (*cerebral metabolic rate of oxygen*, $CMRO_2$) konstant, ist der CBF umgekehrt proportional zur arteriovenösen Sauerstoffdifferenz ($AVDO_2$, Gleichung 1). Diese lässt sich nach Gleichung 2 aus dem Sauerstoffgehalt simultan entnommener jugular-venöser und arterieller Blutproben errechnen errechnen. Es wird offensichtlich, dass bei konstantem Hämoglobingehalt und konstanter Sauerstoffsättigung des Blutes die kontinuierlich gemessene $S_{jv}O_2$ als einzige bestimmende Variable verbleibt:

$$CBF = \frac{CMRO}{AVDO_2} \tag{Gl. 1}$$

$$AVDO_2 = (S_aO_2 - S_{jv}O_2)*Hb*1,3,4 + (p_aO_2 - p_vO_2)*0{,}0031 \tag{Gl. 2}$$

Als weiterer Parameter lässt sich zudem die arteriojugularvenöse Laktatdifferenz bestimmen.

Indikation

Invasive, globale Messung des Hirnstoffwechsels bei akuten Hirnverletzungen (SAB, SHT). Empfohlen als Zusatzmessung zur Kontrolle forcierter Hyperventilation (p_aCO_2 <30 mmHg) bei therapierefraktärer Hirndrucksteigerung.

Bewertung

Wiederholte Sättigungsabfälle ($S_{jv}O_2$ < 50% über mehr als 10min) sind mit einem schlechteren klinisch-neurologischem *Outcome* vergesellschaftet.

Werte über 75% kennzeichnen eine Hyperämie, die »relativ« (normaler CBF aber reduzierte $CMRO_2$) oder »absolut« (erhöhter CBF und normale bzw. reduzierte $CMRO_2$) sein kann. Eine arteriovenöse Differenz im Sauerstoffgehalt ($AVDO_2$) von >9 mg/dl weist auf eine zerebrale Ischämie hin. Das Verfahren erfordert häufige Rekalibrationen und ist insgesamt relativ artefaktanfällig (z. B. Kopfwendung). Anatomische Variationen des zerebrovenösen Abflusses limitieren die Aussagekraft des Verfahrens.

Gewebeoxygenierung ($p_{ti}O_2$)

Technik

Verschiedene Mikrosensoren befinden sich auf dem Markt , die auf dem Prinzip der Clark-Elektrode basieren, z. B. Licox (Integra LifeSciences Corporation, Plainsboro/NJ, USA), oder mittels miniatursierter Fiberoptiken die sauerstoffabhängige Phosphoreszenzdämpfung (»phosphorescence life-time quenching«) eines integrierten Farbstoffes messen, z. B. Neurotrend (Codman/Johnson & Johnson, Bracknell-Berkshire, UK). Bestimmt wird der Sauerstoffpartialdruck in der weißen Substanz des Hirngewebes. Die Insertion und Fixierung über eine Bolzenschraube (perkutane Bohrlochtrepanation) ist sicher und gut etabliert. Die Messqualität, beurteilt anhand der »time of good data quality«, ist sehr gut. Bei der Gewebeoximetrie handelt es sich um ein regionales Messverfahren. Dementsprechend bestehen Unterschiede in der Anwendung. Sowohl Messungen im Bereich der geschädigten Hemisphäre also auch kontralateral in »unbeeinträchtigtem« Gewebe sind sinnvoll, da neben dem Absolutwert des $p_{ti}O_2$ der Trendverlauf entscheidend ist.

Indikation

Invasive, lokale Messung des Hirnstoffwechsels bei akuten Hirnverletzungen (SAB, SHT). Empfohlen als Zusatzmessung zur Kontrolle forcierter Hyperventilation (p_aCO_2 <30 mmHg) bei therapierefraktärer Hirndrucksteigerung.

Bewertung

Der untere Grenzwert für die Licox -Elektrode ist mit 10 mmHg gut validiert. Mit steigender Häufigkeit von hypoxischen Episoden $p_{ti}O_2$ < 10 mmHg) steigt die Wahrscheinlichkeit eines schlechten klinisch-neurologischen Endergebnisses. Durch normobare Hyperoxie lassen sich höhere $p_{ti}O_2$ -Werte erzielen und metabolische Parameter verbessern. Ob sich dieses auch in einem besseren *Outcome* der Patienten niederschlägt ist derzeit unklar. In den amerikanischen Richtlinien zur Behandlung von Patienten mit schwerem Schädel-Hirn-Trauma bereits als Empfehlung geäußert bei Hyperventilation zur Erkennung einer möglichen zerebralen Ischämie eine Überwachung der jugular-venösen Sauerstoffsättigung oder eine Hirndurchblutungsmessung durchzuführen, sofern die Grenze von einem p_aCO_2 von 30 mmHg unterschritten wird.

Mikrodialyse (MD)
Technik

Bei der zerebralen Mikrodialyse wird über eine doppellumige Parenchymsonde mit einer semipermeablen Membran an der Spitze der Extrazellulärraum des Hirngewebes untersucht. Niedrig-molekulare Substanzen diffundieren in das konstant durch die Sonde gepumpte Perfusat. Die Insertion der Mikrodialysesonde erfordert zumindest eine Bohrlochtrepanation und wird entweder subkutan nach außen getunnelt oder über eine Bolzenschraube fixiert. Der Probenfluss wird in definierten Zeitabständen extern aufgefangen. In einem mobilen Analysegerät (CMA 600, CMA, Solna, Schweden) lassen sich dann Substanzen des Intermediärmetabolismus (Glukose, Laktat, Pyruvat) und Parameter der Zellschädigung (Glutamat, Glyzerol) im Mikrodialysat bestimmen.

Indikation

Invasive, lokale Messung des Hirnstoffwechsels bei akuten Hirnverletzungen (SAB, SHT) in Kombination mit anderen Verfahren.

Bewertung

Grenzwerte variieren für die einzelnen Messparameter und sind bislang unzureichend validiert. Beim SHT wird die Mikrodialyse meist im Kontext mit anderen Neuromonitoringmethoden angewandt, um Aussagen über die metabolische Integrität des Gewebes treffen zu können, und davon abgeleitet dann z. B. den Nutzen therapeutischer Eingriffe oder Substanzgaben zu bestimmen. Die Methode ist technisch aufwändig und wird derzeit in wenigen Schwerpunktzentren erprobt.

Transkranielle Dopplersonographie (TCD)
Technik

Im Rahmen der TCD wird der Dopplereffekt genutzt, sonographisch die Flussgeschwindigkeit in den basalen Hirnarterien zu messen. Da der Schädelknochen normalerweise eine Barriere für Ultraschall darstellt, wird üblicherweise eine 2-MHz-Sonde über einem »Schallfenster« (dünne Temporalschuppe, Orbita, Foramen magnum) verwendet. Neben der Flussgeschwindigkeit lassen sich weitere Parameter, wie z. B. die Pulsatilität, ableiten. Gewöhnlich wird die A. cerebri media zur Untersuchung gewählt, da sie leicht lokalisiert und in einem günstigen Winkel insoniert werden kann. Außerdem fließen 75–80% des ipsilateralen Karotisblutflusses durch dieses Gefäß. Sowohl diskontinuierliche als auch kontinuierliche Messungen mittels aufgesetzter Rahmenhalterungen kommen zum Einsatz.

Indikation

Nichtinvasive, serielle Untersuchungen der Blutflussgeschwindigkeit, insbesondere in der Vasospasmusdiagnostik nach aneurysmatischer (und traumatischer) SAB. Persistierend abgehende Mikroemboli, z. B. nach traumatischen Gefäßdissektionen, lassen sich mittels TCD erfassen und quantifizieren.

Bewertung

Die Interpretation von TCD Daten erfordert ein gutes Verständnis der Regulation des CBF. Solange der Gefäßdurchmesser konstant ist, ist die Veränderung der Geschwindigkeit proportional zur Veränderung des Flusses. Wenn dieses nicht der Fall ist, steht die Veränderung der Flussgeschwindigkeit in unbestimmtem Verhältnis zum CBF. Dieser Umstand sowie die hohe Abhängigkeit vom Untersucher schränken den Nutzen der TCD in der neurochirurgischen Intensivmedizin stark ein.

Sonstige

Aus dem Vorhergesagten wird deutlich, dass eine kontinuierliche, quantitative Methode zur Überwachung des CBF wünschenswert wäre. Bislang verfügbare Methoden zur CBF-Messung (PET, SPECT, Xenon-CT; vide infra) können dieses nicht leisten. Kürzlich ist jedoch eine neue CBF-Parenchymsonde vorgestellt worden, die auf dem Prinzip der Thermodiffusion in perfundiertem Gewebe beruht (Qflow 500 Thermodilutionssonde/Bowman Perfusion Monitor, Hemedex, Cambridge, MA). Es handelt sich um eine lokale Messung. Eine gute Korrelation der quantitativen Messung mit der stabilen Xenon-Computertomographie sowie eine sichere klinische Anwendbarkeit ist beschrieben worden.

2.17.4   Bildgebende Verfahren

Strukturmorphologie

Als bildgebendes Verfahren kommt initial und im Verlauf der Computertomographie die größte Rolle zu. Bei Patienten mit mittelschwerem und schwerem SHT muss die primär-aufnehmende Klinik »rund um die Uhr« über die Möglichkeit zur CT-Untersuchung des Schädels verfügen.

Bei hämodynamisch-stabilen Patienten mit einem schweren SHT hat die Anfertigung eines CCT bei Klinikaufnahme höchste Priorität. Zeigt sich dort eine intrakraniell raumfordernde Blutung, so ist diese dringlich operativ zu entfernen. Sind auf dem initial durchgeführten CCT Läsionen ersichtlich, sollte bei diesen Patienten zumindest der intrakranielle Druck überwacht werden.

Patienten mit mittelschwerem SHT sollten ebenfalls computertomographisch untersucht werden. In jedem Falle müssen sie stationär überwacht und engmaschig klinisch-neurologisch untersucht werden. Bei ihnen besteht jederzeit die Gefahr einer Verschlechterung. Das heißt, sie können bewusstlos und damit zu Patienten mit schwerem Schädel-Hirn-Trauma werden.

In der weiteren radiologischen Diagnostik sollte bei allen komatösen Patienten baldmöglichst eine Untersuchung des Achsenskeletts erfolgen. Unter allen Umständen müssen Frakturen im Bereich der Halswirbelsäule rechtzeitig ausgeschlossen werden, die in Kombination mit SHT gehäuft auftreten. Oftmals bietet es sich an, ein Spiral-CT mit multiplanaren Rekonstruktionen in einem Protokoll mit dem initialen CCT zu verbinden.

Der Verlauf des Intensivmonitorings von Patienten mit schwerem SHT bestimmt, in wiefern vergleichende computertomographische Aufnahmen erforderlich werden.

Durchblutung und Metabolismus

Zusätzliche bildgebende Verfahren, die weniger auf die zerebrale Strukturmorphologie abzielen, sondern die Untersuchung von Hirndurchblutung und -metabolismus bei SHT-Patienten erlauben, sollen kurz erwähnt werden. Für alle behandelten Verfahren gilt, dass die Indikationen zur Durchführung bei zerebrovaskulären Erkrankungen und traumatischen Verletzungen nicht gesichert sind.

Die *Xenon-enhanced-CT* bietet gegenwärtig die akkurateste Methode mittels stabilem (nicht-radioaktivem) Xenon quantitativ die regionale Hirndurchblutung zu bestimmen. Diese Methode konnte sich seit Ende der 70ger Jahre in einigen Schwerpunktkliniken etablieren. Das inerte Edelgas Xenon kann relativ sicher inhaliert werden. Einschränkungen bestehen allerdings für ventilierte Patienten mit Beatmungs- u./o. Oxygenierungsproblemen. Gelöst im Blut verteilt sich Xenon in perfundierten Organen und diffundiert über die Blut-Hirn-Schranke. Die Verteilung im Hirngewebe führt zu einer messbaren Dichteänderung (gemessen in Hounsfield-Einheiten). Die Methode ist relativ kostspielig, da neben einem Inhalationsgerät Xenon und eine geeignete Software nötig sind.

Die *Positronenemissionstomographie* (PET) ist ein Verfahren der Nuklearmedizin, anhand dessen Schnittbilder erstellt werden können. Hierfür müssen zunächst Radionuklide (z. B. $^{15}O_2$-, und ^{18}Fluor-Verbindungen) als sogenannte *Tracer* erzeugt und dann appliziert werden. Nach Anreicherung in durchbluteten, metabolisch-aktiven Geweben werden durch spontanen Zerfall dieser Nuklide Positronen emittiert, die γ-Strahlung freisetzen. Da die verwendeten Radionuklide sehr kurzlebig sind, ist ein Teilchenbeschleuniger nötig, was hohe Betriebs- und Anschaffungskosten mit sich bringt. Lange Untersuchungszeiten, das Transportrisiko und Invasivität (Radionuklide) beschränken die Nutzung der PET bei SHT-Patienten gegenwärtig auf wissenschaftliche Anwendungen.

Bei der *Single photon emission tomography* (SPECT) handelt es sich um ein weiteres nuklearmedizinisches Schnittbildverfahren. Jedoch kommen langlebigere Radionuklide (z. B. ^{99m}Technetium) zum Einsatz, die bei ihrem Zerfall direkt γ-Strahlung emittieren. Die Methode ist weniger aufwändig und kostspielig (»poor man's PET«), jedoch ist auch die Ortsauflösung geringer.

Neuere Verfahren der perfusionsgewichteten Bildgebung (»perfusionweighted imaging«, PWI) sind gegenwärtig in der klinischen Erprobung. Diese könnten sich in Zukunft auch in der Untersuchung von SHT-Patienten als vorteilhaft erweisen, da sie ohne zusätzliche Transportwege z. B. an eine ohnehin durchzuführende Kontrollaufnahme mit »angehängt« werden können. Dieses ist heutzutage durch Rechenalgorithmen nach getriggerten Kontrastmittelgaben, aber auch durch kombinierte PET/CT-Anlagen möglich. Perfusiongewichtete CT lassen sich somit in deutlich kürzerer Zeit und mit geringem technischen Aufwand anfertigen.

2.17.5   Hinweise zum praktischen Vorgehen

Da das MCM zu den Forschungsschwerpunkten der Intensivstationen 1 und 2 gehört, kommen hier Verfahren zum Einsatz, die in nichtuniversitären Kliniken oft nicht verfügbar sind. Umsomehr besteht hier für alle Anwender (Ärzte, wissenschaftliches und pflegerisches Personal) eine **Weiterbildungsverpflichtung.** Prinzipiell sollen alle Mitarbeiter der Intensivstationen in die verwendeten Monitoringverfahren und -geräte eingewiesen sein, um kritische Messwerte, Störungen und Fehler rechtzeitig erkennen zu können. Insbesondere die Schritte zur Diskonnektion, Rekonnektion und Kalibration bei u. U. eiligen CT- oder OP-Transporten müssen allen Stationsärzten bekannt sein.

Die **Anlage intrakranieller und extrakranieller Messkatheter** bedarf im Regelfall der Indikationsstellung durch den OAvD. Dieser hat sicherzustellen, dass die ausführenden Stationsärzte die erforderlichen operativen Prozeduren beherrschen und ordnungsgemäß auszuführen in der Lage sind. Es ist zweckmäßig, dieses im Anschluss initialer Eingriffe im OP durchzuführen. Wenn dieses nicht möglich ist (Organisation, Transportrisiko etc.), können diese Eingriffe ohne weiteres bettseitg auf der Intensivstation durchgeführt werden. Ob hierdurch das Infektionsrisiko erhöht wird, ist unklar. Ein Notfallwagen mit Material für Bohrlochtrepanationen muss über die/den diensthabende/n Schwester/Springer des NCH-OP angefordert werden. Diese/r steht ggf. auch als OP-Assistenz zur Verfügung. Andere Hilfestellungen, wie z. B. Anreichen sterilen Materials und Lagerung müssen nach Absprache durch die betreuende Pflegekraft oder ihre Vertretung erfolgen. Ansonsten gelten die (im OP) üblichen Gepflogenheiten (Identifikation des Patienten, Lokalisation der intrakraniellen Verletzung und Sichtung der letzten Bildbefunde, Erhebung eines kurzen Neurostatus prä- und post-op., Kontrolle von Gerinnungsstatus und Vitalparametern). Im Anschluss müssen besondere Anordnungen (Grenzwerte, Toleranz, Besonderheiten der Pflege, evtl. therapeutische oder diagnostische Maßnahmen) mit den Pflegekräften besprochen werden.

Der **Verlauf der Messungen im MCM und deren Beurteilung** wird während der Visiten besprochen, um evtl. Änderungen am Therapiekonzept vorzunehmen und/oder den Erfolg solcher Änderungen zu verfolgen. Der jeweilige Stationsarzt hat sich entsprechend vorher kundig zu machen, um diese Informationen effizient und präzise parat zu haben.

Im Rahmen von Verbandwechseln müssen die **Sondeneintrittsstellen** (Annaht, Schraube) stets mit begutachtet, sowie der Verlauf von Messkathetern (Dislokation? Diskonnektion? Knick?) kontrolliert werden. Ist hier ein Fehler aufgetreten, muss dieses dokumentiert werden und die Messwerte des MCM sind in Frage zu stellen. Eine **prophylaktische Antibiose** ist analog zum Vorgehen bei externen Ventrikeldrainagen *nicht* erforderlich. Beim Verdacht einer Wundinfektion oder intrakraniellen Infektion ist dieses selbstverständlich zu dokumentieren, zu überprüfen (Gewinnung verdächtigen Materials) und der OAvD zu informieren. Gegebenenfalls müssen Katheter/Sonden entfernt und (wenn nötig) an anderer Stelle neu angelegt werden.

Die **Beendigung des MCM** erfolgt nur nach Rücksprache mit dem OAvD und, im Falle von Studienpatienten, den beteiligten wissenschaftlichen Mitarbeitern.

2.17.6 Schlussbemerkungen

Eine Evidenzbasis, dass durch ein multimodales zerebrales Monitoring tatsächlich das *outcome* von SHT- und SAB-Patienten verbessert wird, gibt es bislang nicht. Dieses betrifft strenggenommen alle seine Einzelkomponenten. Auf der Grundlage der Leitlinien zur Behandlung des schweren SHT können gegenwärtig die initiale Bildgebung mittels CT, das Basismonitoring und das Monitoring von ICP und CPP als Standard bezeichnet werden. Auch wird in den Leitlinien ein Einsatz von Verfahren zur Messung der zerebralen Oxygenierung bei einer Hyperventilationstherapie empfohlen. An der »Philosophie« des MCM ändert dieses jedoch nichts, da schon diese »Kernparameter« ohne Vorverarbeitung und ausgewählte Datenpräsentation schwer überschaubar sind.

Zukünftige Studien werden zeigen, welche Parameter, insbesondere aus dem erweiterten zerebralen Monitoring, sich im Alltag der Intensivstationen durchsetzen können und welche entbehrlich sind.

3   Spezieller Teil zur Therapie

3.1   Epiduralhämatom

Definition: Blutung in den normalerweise sehr schmalen Raum zwischen Schädelknochen und Dura

Ursache: Zu 85% arterielle Blutung aus der Arteria meningea media
Zu 15% aus V. meningea media oder Sinusblutung oder andere in Folge eines Schädel-Hirn-Traumas assoziiert mit Kalottenfraktur – zu 60% in Nativaufnahme nachzuweisen

Symptome: Nur zu 25% klassische Trias mit
- kurzer Bewusstlosigkeit
- wachem Intervall bis zu Stunden
- progrediente neurologische Ausfälle und Bewusstseinstrübung
- Sonst: Kopfschmerzen, Schwindel, Übelkeit, Pupillendifferenz, Bewusstseinstrübung, Hemiparese

Diagnostik: Anamnese, klinischer Befund
- CCT nativ: hyperdense (weiße) Raumforderung, von Schädelnähten begrenzt, zum Gehirn konvexbogig

DD: akutes Subduralhämatom

Procedere: meist **dringliche Behandlungsindikation: OP** (Kraniotomie, Blutungsausräumung)

Ausnahme: sehr schmale epidurale Hämatome ohne raumfordernde Wirkung bei stabilem klinischen Zustand des Patienten können beobachtet werden (Kontroll-CCT nach 6 h obligat)

Auf Station: meistens geht der Patient von der Rettungsstelle direkt in den OP und wir sehen ihn erst postoperativ mehr oder weniger »verkabelt« und mehr oder weniger stabil

Wenn noch **präoperativ**: abhängig von Begleitverletzungen (SHT-Patient), klinischem Zustand und voraussichtlichem Op.-Termin:

- Intubation, Beatmungstherapie
- venösen Zugang: in der Regel ZVK, da längere Behandlung zu erwarten
- arteriellen Zugang, BGA
- Magensonde
- Medikamente: Analgosedierung (Dormicum/Fentanyl)
- Kreislauftherapie

Postoperativ: Behandlung wie SHT; Patient kardiopulmonal stabilisieren. In Abhängigkeit von präoperativem Zustand und Begleitverletzungen (Kontusionsblutungen, Hirnödem) ggf. wach werden lassen

3.2   Akutes Subduralhämatom

Definition: Blutung in den Raum zwischen Dura und weichen Hirnhäuten

Ursache: Venöse Gefäße, meist sog. Brückenvenen, werden durch Scherkräfte bei Akzelerations- Dezelerationstraumen zerrissen; aber nicht selten auch Blutungen aus Kontusionen, die in den Subduralraum durchbrechen

Symptome: meist mit schwerem SHT assoziiert: Bewusstseinsverlust, evtl. Störung der Pupillomotorik, fassbare fokale neurologische Defizite, z. B. bei frontotemporaler Lokalisation der Blutung, können fehlen, evtl. Krampfanfälle

Diagnostik: Anamnese, neurologischer Befund

CCT nativ: hyperdense (weiße) Raumforderung, über Schädelnähte hinausreichend, zum Gehirn oft konkavbogig

DD: Epiduralhämatom

Procedere: Dringliche Operationsindikation; wenn der Patient wach ist, und das Hämatom an seiner breitesten Stelle nicht größer als 1 cm ist, kann abgewartet werden

Kontroll-CCT nach 6 h

OP: Kraniotomie, Blutungsausräumung

Auf Station: präoperativ wache Patienten sollen auch postoperativ wieder wach werden; sonst, in Abhängigkeit von weiteren Verletzungen (SHT-Patient) ggf.:
- zerebrales Monitoring (ICP,CPP u. a.)
- Beatmungstherapie
- übliche venöse und arterielle Zugänge
- Kreislaufstabilisierung und ggf. antiödematöse Therapie (siehe dort)

3.3 Chronisch subdurales Hämatom

Definition: verflüssigtes Hämatom zwischen Dura und Hirn

Ursache: Schädigung kleinerer Venen, meist bei Älteren (> 60 Jahre), nach Bagatelltrauma (ca. 50%) oder bei anderen Risikofaktoren: Alkoholabusus, Krampfleiden, Koagulopathien, Fallneigung bei bestehenden Paresen oder Behinderungen, kardiale Synkopen

Symptome: allmähliche Entwicklung neurologischer Symptomatik: zunehmende Kopfschmerzen, Verwirrtheit, Antriebsstörung, Sprechstörungen bis zu Bewusstseinsstörung, Hemiparese, Krampfanfall. Einweisung oft durch Familienangehörige, Betreuer o. Ä., denen eine »Wesensänderung« auffällt

Diagnostik: Anamnese, neurologischer Befund

CCT nativ: hyperdense bis iso-/hypodense (weiß bis graue) Raumforderung, je nach Alter des Hämatoms, auch alte und neue Anteile zusammen, nicht von Schädelnähten begrenzt, in 10–25% bihemisphäral

DD: in einzelnen Fällen akutes Subduralhämatom

Procedere: Operationsindikation mit aufgeschobener Dringlichkeit (abhängig von Größe des Hämatoms und klinischem Zustand). Ausräumung der Blutung über Bohrlochtrepanation und Einlegen subduraler Drainagen

Auf Station: Patienten sind in der Regel wach, benötigen nur einfachen venösen Zugang (Braunüle). ZVK und Arterie sind die Ausnahme z. B. zur parenteralen Ernährung bei sehr alten Patienten, oder zur Kreislauftherapie

Postoperativ: Patienten sollen 3 Tage möglichst flach im Bett liegen (Dura soll sich an die Kalotte anlegen). Drainagen sind ohne Sog und offen und verbleiben je nach Fördermenge 3–4 Tage

3.4   Subarachnoidalblutung (SAB)

Definition: Einblutung in die Leptomeninx zwischen Pia mater und Arachnoidea aus den hirnversorgenden Gefäßen

Lebensgefährliche Erkrankung mit einer Letalität von über 50%, ca. 15% vor Einweisung in die Klinik, dann ca. 25% der nichtoperierten und 15% der operierten Patienten (abhängig vom lokalen Management)

Symptomatik: akutes Kopfschmerzereignis (»Vernichtungskopfschmerz«)
- Meningismus
- Vegetative Symptomatik (Erbrechen, Übelkeit, Schweißausbrüche)
- Bewusstseinsstörung
- Fokales, neurologisches Defizit
- Herzrhythmusstörungen, EKG-Veränderungen

3.4.1 Klinische Gradeinteilung

Einteilung nach Hunt u. Hess
- **Grad 0:**   asymptomatisch
- **Grad I:**   leichter Kopfschmerz, geringer Meningismus
- **Grad II:**   mäßiger bis ausgeprägter Kopfschmerz, Meningismus, keine neurologischen Defizite außer Hirnnervenausfällen

- **Grad III:** Somnolenz, Verwirrtheit, Herdsymptomatik
- **Grad IV:** deutliche Bewusstseinstrübung, Hemiparese, vegetative Dysregulation
- **Grad V:** Koma, Dezerebrationszeichen

In Zukunft wird sich aber immer mehr die Schweregradeinteilung der WFNS (World Federation of Neurological Surgeons) durchsetzen, die die Glasgow Coma Scale (► Kap. 3.6) berücksichtigt:

Einteilung nach WFNS Universal SAH Grading Scale

I	15	Keine
II	13–14	Keine
III	13–14	Vorhanden
IV	7–12	Vorhanden oder keine
V	3–6	Vorhanden oder keine

Ätiologie

- »Sackförmige Aneurysmen (50%) an den Teilungsstellen basaler Hirnarterien, Fehlbildung mit Schwäche/Fehlen der Media muscularis und Ausdünnen der Elastica
- Keine nachweisbare Ursache (15–30%)
- Angiome (5–10%)
- traumatisch
- Einblutung bei ICB
- Sinusvenenthrombose
- Tumoren
- Koagulopathien

Lokalisation der zerebralen Aneurysmen

- A. communicans anterior (bis 35%)
- A. carotis interna (bis 35%)
- A. cerebri anterior (bis 35%)
- A. cerebri media (bis 25%)
- A. vertebrobasilär (bis 10%)

Inzidenz

10–13/100.000 Einwohner, im allgemeinen Sektionsgut bis 4%

Drohende Komplikationen der SAB

- **Nachblutung** (maximales Risiko innerhalb der ersten 24 h nach der ersten Blutung)
  deshalb: rasche Diagnostik (CCT, Angio) und frühe Aneurysmaausschaltung
- **Vasospasmus** (größte Vasospasmusgefahr zwischen dem 3. und 10. Tag nach Blutung)
  deshalb: in dieser Phase möglichst keine Op.
  engmaschige klinische Überwachung,
  Monitoring mittels Online-Mikrodialyse und/oder Online-CBF-Messung, wenn nicht durchführbar täglich TCD (transkranieller Doppler)
- **Hydrozephalus** malresorptivus (oder bei Blut in den Liquorräumen *occlusus*)
  deshalb: Anlage einer externen Ventrikeldrainage

Sonstige Komplikationen

- Herzrhythmusstörungen (ventrikuläre, supraventrikuläre Extrasystolie, ventrikuläre und supraventrikuläre Tachykardien, Vorhofflimmern)
- Sonstige EKG-Veränderungen (ST-Hebungen, -senkungen, Infarkt-EKG!)
- neurogenes (teilweise auch kardiogenes?) Lungenödem
- Hyponatriämie bei vermindertem intravasalem Volumen (cerebral salt waste)

Diagnostik

Das **CCT** ist das Diagnoseverfahren der Wahl (v. a. in Kombination mit einer CT-Angiographie), da im Gegensatz zur Lumbalpunktion gleichzeitig das Ausmaß der SAB, eine eventuell vorliegende ICB und ein Hydrozephalus nachgewiesen werden können. Bei negativem CCT, aber SAB-typischer Symptomatik wird eine Lumbalpunktion mit der sogenannten 3-Gläser-Probe durchgeführt.

Dann unverzüglich: zerebrale Panangiographie zum Nachweis der Blutungsquelle.

Die Angiographie sollte aus 3 Gründen so schnell wie möglich durchgeführt werden:

1. wegen der Nachblutungsgefahr wird eine möglichst rasche Versorgung des Aneurysmas angestrebt.
2. Aneurysmakonfiguration und eventuelle Gefäßanomalien zur Therapieplanung (Clipping/Coiling)
3. Im Falle der Nachblutung ist die Blutungsquelle bekannt und kann direkt angegangen werden

3.4.2 Klinisches Management

(Ausführliche Empfehlungen s. Raabe et al. 2005, Zentralbl Neurochir 66: 79–91.)

Allgemein

1. Bettruhe und engmaschige neurologische Überwachung
2. Kreislaufmonitoring und Blutdruckregulierung:
   - **Vor** Aneurysmaclipping: MAP 80–95 mmHg je nach Alter, Begleit- und Vorerkrankungen.
   - **Nach** Aneurysmaclipping: MAP über 90 mmHg, bei Vasospasmus über 110 mmHg.
3. Abschirmung von Außenreizen (Zimmer abdunkeln, Diazepam 3- bis 4-mal 5–10 mg/Tag)
4. Konsequente Schmerzbekämpfung
   - Paracetamol®(evtl. in Kombination mit Codein-Talvosilen)
   - Piritramid – Dipidolor®
5. «Stool softener": Lactulose-Bifiteral®
6. Dexamethason-Fortecortin® 6-mal 4 mg/Tag
7. Erst nach Aneurysmanachweis: **Nimodipin** (Nimotop®): Perfusor (10 mg/50 ml) zunächst 5 ml/h. Wenn kein signifikanter Blutdruckabfall und keine signifikanten pulmonalen Shunts auftreten, weiter mit 10 ml/h (▶ Kap. 4, ◘ Tab. 4.1). Nimotop® **i.v.-Gabe nur über ZVK** bis orale Ernährung möglich, dann 6-mal 60 mg/Tag für weitere 4 Wochen p.o.

(Umstellung von i.v. auf p.o.: nach zwei p.o.-Gaben Perfusoreinstellung auf 5 ml/h reduzieren und nach 12 h absetzen.)

❶ **Cave:** Nebenwirkungen von i.v.-Nimodipin sind: Hypotension und Eröffnung pulmonaler Shunts.

Speziell

1. Einleitung der allgemeinen Maßnahmen
2. Ananmneseerhebung, eingehende neurologische und internistische Untersuchung (Einteilung der SAB nach Hunt u. Hess!) Blutentnahme (Notfalllabor, Blutgruppe, 4+4 Erythrozytenkonzentrate [in OP + bereit in Blutbank] bestellen)
3. Diagnostik veranlassen:
   – Wenn noch kein CCT, sondern nur eine Lumbalpunktion im zuweisenden Krankenhaus durchgeführt worden war wird **so schnell wie möglich** ein CCT veranlasst (Ausdehnung der SAB? ICB? Ventrikeleinbruch? Hydrozephalus?). Verschlechtert sich der Patient klinisch, wird in Absprache mit dem AvD ein Notfall-CCT (sofort!!) veranlasst (Nachblutung? Hirnödem? Hydrozephalus?).
   – Neuroradiologen wegen der durchzuführenden zerebralen Angiographie verständigen.
   – Wenn Patient intubiert und beatmet oder nicht absolut kooperativ und in jeder Hinsicht stabil, für anästhesiologische Überwachung für die Diagnostik sorgen.
4. Zugänge und Monitoring:
   – bei SAB I–III: ein peripher-venöser Zugang
   – bei SAB I–III und Blutdruckinstabilität: zusätzlich arterielle Kanüle zur kontinuierlichen Blutdrucküberwachung
   – bei SAB IV–V (= Patient intubiert und beatmet): ZVK, arterielle Kanüle
   – nach Aneurysmanachweis: *immer* ZVK (Nimotop®) und arterieller Zugang

---

Merke:

Bei Anlage der Gefäßzugänge immer auf ausreichende Sedierung bzw. Lokalanästhesie achten. Schmerz, Angst und Stress führen zur Blutdruckerhöhung und erhöhen das Risiko der Nachblutung. Andererseits sollte der Patient immer neurologisch beurteilbar bleiben.

TRIPLE-H-Therapie (Hypervolämie, Hypertonie, Hämodilution)

Entwickelt der Patient einen zerebralen Vasospasmus (Klinik, Flusswerte im TCD über 120 cm/s), wird (nach Aneurysmaclippung) die Triple-H-Therapie eingeleitet.

- *Hypervolämie:* 4-mal 250 ml HAES/die (= Hydroxyethylstärke) plus zusätzlich Kristalloide und/oder Kolloide (nicht mehr als 1500 ml Hydroxyethylstärke/die), negative Flüssigkeitsbilanz vermeiden, ZVD über 10 mmHg anstreben.
- *Hypertonie:* MAP über 110 mmHg bis max. 160 mmHg (!) anstreben. Wenn Patient sicher normo- bzw. »hypervolämisch« und MAP noch nicht im gewünschten Bereich: Noradrenalin (Arterenol®), bei Bedarf Dobutamin (Doburex®) (▸ Kap. 4, ▣ Tab. 4.2, 4.3 und 4.4)
- *Hämodilution:* HAES 4-mal 250 ml/Tag. (Ziel: Hkt 30–35%)

Die Anlage eines PiCCO-Katheters zur besseren Überwachung der Hämodynamik bzw. Volumen-Katecholamin-Therapie ist bei Triple-H-Patienten indiziert.

3.5 Hypophysenoperationen

In den meisten Fällen handelt es sich um Hypophysenadenome, die in der Regel über einen transnasalen transsphenoidalen Zugang kürettiert werden. Seltener (bei großen Tumoren) ist eine Kraniotomie erforderlich. Die Patienten werden symptomatisch wegen endokrinologischer Veränderungen (Akromegalie und Gigantismus, Cushing, Hyper-/Hypothyroidismus, Hypogonadismus) oder durch Gesichtsfeldausfälle. Peri- und postoperativ sind drei Aspekte von Bedeutung:

- Diabetes insipidus
- Addison-Krise
- »Verstopfte Nase«

Das Auftreten eines **Diabetes insipidus** ist selten. Es müssen Ausscheidung und bei Polyurie das spezifische Uringewicht und Elektrolyte regelmäßig kontrolliert werden. die Substitution von ADH-Analoga ist selten notwendig und erfordert die vorherige Rücksprache mit dem Operateur. Ansonsten s. Diabetes insipidus centralis (▸ Kap. 2.14).

Perioperativ wird routinemäßig Cortisol substituiert:

- *am Op.-Tag,* vor Narkoseeinleitung: 100 mg Hydrocortison als Bolus i.v. dann: 100 mg Hydrocortison über 6 h i.v. (Perfusor)
- *am 1. postop.* Tag: 50 mg Hydrocortison p.o. morgens, 30 mg Hydrocortison p.o. mittags

- *am 2. postop.* Tag: 40 mg Hydrocortison p.o. morgens, 20 mg Hydrocortison p.o. mittags
- *am 3. postop. Tag:* 40 mg Hydrocortison p.o. morgens, 20 mg Hydrocortison p.o. mittags
- *am 4. postop. Tag:* 30 mg Hydrocortison p.o. morgens, 10 mg Hydrocortison p.o. mittags
- *dann* weiter in Asprache mit dem Endokrinologen.

Wird der Patient transnasal transsphenoidal operiert, erwacht er mit Röhrchen und/oder Tamponade in der Nase. Die Nasenatmung ist somit erschwert. CPAP und Magensonde durch die Nase sind verboten!

Wurde transnasal transsphenoidal operiert, wird gegen Ende der Operation das Op.-Gebiet mit aus der Bauchdecke entnommenem Fett oder einem Stück Fascia lata »abgedichtet«. Um den Druck auf die Fett- oder Fascia-lata-Plastik zu verringern (Gefahr der Ausbildung einer Rhinoloquorrhö), wird gelegentlich postoperativ eine **Tuohy-Drainage** gelegt. Über die Tuohy-Drainage werden **nicht mehr als 150 ml Liquor pro Tag (ca. 5–10 ml/h)** abgelassen.

3.6 Intensivtherapie beim Schädel-Hirn-Trauma (SHT)

Glasgow Coma Scale

Anhand der Glasgow Coma Scale (GCS, ◘ Tab. 3.1) werden das schwere (GCS 3–8), das mittelschwere (GCS 9–12) und das leichte SHT (GCS 12–15) unterschieden.

Während der im Augenblick des Traumas entstehende **Primärschaden** einer Therapie nicht zugänglich ist, ist es das Ziel jeglicher Therapie, den sogenannten zerebralen **Sekundärschaden** zu verhindern. Ursachen des zerebralen Sekundärschadens sind: Hypoxie, Hypotension, sowie die intrakranielle Raumforderung (Blutung) und das Hirnödem. Es konnte gezeigt werden, dass das Auftreten auch nur kurz anhaltender Blutdruckkabfälle auf systolische Werte unter 90 mmHg die Letalität des schweren SHT verdoppelt. Klinisch manifestiert sich der zerebrale Sekundärschaden in einer Erhöhung des intrakraniellen Drucks (ICP). Dies führt zu einer Beeinträchtigung der zerebralen Perfusion, zur zerebralen Ischämie und, wenn der ICP unkontrollierbar bleibt, zur Einklemmung.

☐ Tab. 3.1. Glasgow Coma Scale

I. Augen öffnen	▬ spontan	4
	▬ auf Ansprache	3
	▬ auf Schmerzreiz	2
	▬ fehlt	1
II. Beste verbale Antwort	▬ orientiert	5
	▬ verwirrt	4
	▬ einzelne Worte	3
	▬ Laute	2
	▬ fehlt	1
III. Beste motorische Antwort	▬ Aufforderungen befolgen	6
	▬ gezielte Schmerzreaktion	5
	▬ Beugemechanismen	4
	▬ atypische Beugemechanismen	3
	▬ Streckmechanismen	2
	▬ fehlt	1

Im Rahmen der sekundären Hirnschädigung wird eine komplexe Kaskade neurobiochemischer Prozesse in Gang gesetzt, die ihrerseits wiederum den sekundären Hirnschaden weiter propagiert. Trauma und Ischämie führen zum einen direkt zum anderen über vermehrte Glutamatfreisetzung zum Ca-Einstrom in die Zelle. Es kommt zur Freisetzung von exzitatorischen Neurotransmittern, Aktivierung von Proteinkinasen, Bildung von freien Radikalen und Lipidperoxidation. Eine Kaskade, die letztendlich zur Zellschädigung und zum Zelltod führt.

Der Patient mit einem schweren SHT ist erheblich gefährdet durch die Ausbildung einer posttraumatischen Hirnschwellung. Das kontinuierliche **Monitoring des intrakraniellen Drucks** ist wesentliche Voraussetzung für die Therapiesteuerung. Der intrakranielle Druck kann mittels des **Ventrikelkatheters** ermittelt werden, der zudem noch den Vorteil bietet, dass Liquor abgelassen werden kann (senkt den ICP), alternativ kommen Piezoelektrische intraparenchymale Katheter bzw. Kombinationskatheter verschiedener Anbieter zum Einsatz (**Raumedics, Spiegelberg**).

Zusätzliche Monitoringverfahren

▬ **Bulbusoxymetrie:** mittels eines in die V. jugularis eingebrachten 5,5-Fr.-Pulmonaliskatheters, der radiologisch auf seine korrekte Lage im

Bulbus jugularis überprüft wird, wird kontinuierlich fiberoptisch die Sauerstoffsättigung des aus dem Hirnkreislauf abfließenden Blutes ermittelt. Die normale Sauerstoffsättigung des Blutes in der V. jugularis interna ($S_{vj}O_2$) liegt bei 70%.

- **Hirngewebs-pO_2 (p$_{ti}O_2$):** über einen durch ein Bohrloch (meist eine Knochenschraube) in die weiße Hirnsubstanz eingebrachten Katheter werden kontinuierlich $p_{ti}O_2$, pH und pCO_2 des Gehirnparenchyms ermittelt.

Ein Abfall der $S_{vj}O_2$ unter 50% und des $p_{ti}O_2$ unter 10 mmHg spricht für eine erhebliche zerebrale Ischämie und ist mit einem schlechten Outcome verknüpft. Diese neueren Monitoringverfahren sind v. a. dann hilfreich, wenn die Hyperventilation zur Behandlung des erhöhten ICP eingesetzt wird. Die Hyperventilation auf p_aCO_2-Werte unter 30 mmHg führt bei einem Großteil der Patienten zu einem drastischen Abfall der $S_{vj}O_2$ und des $p_{ti}O_2$, also zur zerebralen Hypoxie bzw. Ischämie.

Merke:

Das Outcome der SHT-Patienten korreliert mit der Aufrechterhaltung eines ausreichend hohen CPP (»cerebral perfusion pressure«). Im Rahmen der Intensivtherapie des SHT-Patienten wird ein CPP von mindestens *60 mmHg* angestrebt.

Der zerebrale Perfusionsdruck (CPP) berechnet sich als Differenz aus dem mittleren arteriellen Blutdruck (MAP) und dem intrakraniellen Druck (ICP):

CPP = MAP–ICP

Die Aufrechterhaltung eines CPP oberhalb eines bestimmten Grenzwertes bedeutet deshalb folgendes:

1. Senkung des erhöhten ICP
2. Erhöhung des MAP

Begleitende Maßnahmen in der Behandlung des schweren SHT

- p_aO_2 um 100 mmHg
- Hb über 10 mg/dl
- Serumglukosewerte zwischen 100 und 200 mg/dl

— Vermeidung von Faktoren, die den zerebralen Sauerstoffbedarf erhöhen (Fieber, unzureichende Sedierung, Krampfanfälle)

3.6.1 Behandlung des erhöhten intrakraniellen Drucks:

Die American Association of Neurological Surgeons und die Brain Trauma Foundation hat 2000 sogenannte Guidelines zur Behandlung des schweren Schädel-Hirn-Traumas herausgegeben. Diese Guidelines basieren auf objektiven Bewertungen von Studien, die mittels der Instrumente der evidenzbasierten Medizin erhoben wurden. Die vorliegende Studien wurden nach ihrer Aussagekraft und Wertigkeit gewichtet, und daraus drei Kategorien von Behandlungsempfehlungen abgeleitet:

1. *Standards:* allgemein akzeptierte Behandlungsprinzipien, die einen hohen Grad an klinischer Bedeutung und Sicherheit besitzen
2. *Guidelines:* eine gewisse Vorgehensweise oder eine Reihe von Behandlungskonzepten mit mäßiger klinischer Bedeutung und Sicherheit
3. *Options:* die übrigen Behandlungskonzepte mit ungewisser klinischer Bedeutung und Sicherheit

Empfohlene Vorgehensweise zur Behandlung des erhöhten Hirndrucks

1. ICP-Monitoring (Guideline)
2. CPP über 60 mmHg (Option)
3. Beginn einer spezifischen Therapie des erhöhten intrakraniellen Druckes bei einem ICP von 20–25 mmHg (Guideline) und ein Kontroll-CCT erwägen.
4. Falls möglich: Liquordrainage über einen Ventrikelkatheter (Option); bei fortbestehendem ICP über 20–25 mmHg Kontroll-CCT erwägen und:
5. **Mannitol** (Osmofundin®) 0,25–1,0 g/kg (Guideline)
   Die Mannitolgabe kann wiederholt werden, wenn die Serumosmolarität unter 320mosm/l liegt und der Patient normovolämisch ist (Option).
   Bei fortbestehendem ICP über 20–25 mmHg Kontroll-CCT erwägen und:
6. **Hyperventilation** auf einen p_aCO_2 von 30–35 mmHg (Option)
   aber: keine *prophylaktische* Hyperventilation (p_aCO_2 von unter 35 mmHg) in den ersten 24 h nach dem Trauma, da in dieser Zeit der

zerebrale Blutfluss ohnehin vermindert ist (Guideline)

Bei fortbestehendem ICP über 20–25 mmHg Kontroll-CCT erwägen und:

7. sog. »**Second-tier**«-Therapie:
   a) Barbituratnarkose unter kontinuierlichem EEG-Monitoring bis zu einem Auftreten eines »Burst-Suppression«-Musters (Option)
   b) Hyperventilation auf p_aCO_2-Werte unter 30 mmHg unter Monitoring der $S_{vj}O_2$ oder des $p_{ti}O_2$
   c) Dekompressionstrepanation

Bei jeder Steigerung der Therapie des erhöhten intrakraniellen Druckes muss die Indikation zur Durchführung eines Kontroll-CCT´s erwogen werden, da das Nichtansprechen der Hirnddrucktherapie Ausdruck einer neu aufgetretenen Hirnläsion (epi-, subdurale oder intraparenchymale Einblutung, Liquorstau) sein könnte und dies eventuell einen operativen Eingriff erforderlich machen würde.

Hyperventilation

Hyperventilation führt zu einer Engstellung der zerebralen Gefäße und somit zu einer Verminderung des zerebralen Blutflusses und des intrakraniellen Blutvolumens. In der Regel kommt es ab einem p_aCO_2 von unter 28–30 mmHg zu einer kritischen Reduktion der zerebralen Perfusion, sodass eine Hyperventilationsbeatmung unterhalb dieses Bereiches nur durchgeführt werden sollte, wenn gleichzeitig die Bulbussättigung oder der Hirngewebs-pO_2 gemessen wird.

Mannitol (Osmofundin®)

Mannitol wird in einer initialen Dosierung von 0,5 g/kgKG gegeben (ein 70 kg schwerer Patient bekäme somit 233 ml Osmofundin 15%® als Initialdosis), dann in Abhängigkeit vom ICP (3-, 4-, 6-stündlich) in einer Dosierung von 0,3–0,5 g/kgKG. Steigt die Serumosmolarität auf 320 mosmol/l wird kein Mannitol mehr gegeben, da dann die Gefahr des Auftretens eines Nierenversagens besteht. Die durch das Mannitol induzierte Polyurie birgt 3 wesentliche Gefahren:

1. Hypovolämie mit Abfall des MAP (CPP)
2. hypertone Dehydratation mit Anstieg des Serumnatriumspiegels und somit der Serumosmolarität
3. Ein eventuell auftretender Diabetes insipidus lässt sich aufgrund des

durch das Mannitol erhöhten spezifischen Gewichts und der erhöhten Osmolarität des Urins nur schwer diagnostizieren.

❶ Cave: Regelmäßige Kontrollen der Serumelektrolyte und der Serumosmolarität sind unter Mannitoltherapie unerlässlich!

Alkohol erhöht die Serumosmolarität (1‰ Alkohol im Blut erhöht die Serumosmolarität um ca. 20 mosmol/l!!) Da Alkohol aufgrund seiner Lipophilie in allen Kompartimenten in gleicher Konzentration vorliegt und somit keinen osmotischen Gradienten aufbauen kann, spielt die alkoholbedingte Serumosmolaritätserhöhung keine Rolle bei der Frage, ob Mannitol gegeben werden darf oder nicht.

Beispiel:
Blutalkoholspiegel 2‰, Serumnatrium 140 mmol/l, BZ 160 mg/dl, Serumharnstoff 32 mg/dl

Serumosmolarität = 2·Na + BZ/16 + Harnstoff/8 + n (Mannitol, Alkohol, etc.) = 2×140 + 10 + 4 + 40 = 334

Angesichts einer Serumosmolarität von 334 mosm/l dürfte kein Mannitol gegeben werden. Zieht man aber von der gemessenen/berechneten Serumosmolarität die durch den Alkohol bedingte Veränderung ab (40 mosmol/l), liegt die Serumosmolarität bei 294 mosm/l.

Anheben des MAP

Die wesentliche Maßnahme zur Anhebung des mittleren arteriellen Blutdrucks ist zunächst eine adäquate Volumensubstitution unter Beachtung des ZVD bzw. der PiCCO-Werte (HZV, EVLW, ITBV). Es ist unerheblich, ob Kristalloide oder kolloidale Substanzen zur Volumensubstitution eingesetzt werden. Lediglich die Gabe von hypoosmolaren Lösungen (z. B. Glukose 5%) ist kontraindiziert, da sie zur Verstärkung des schon bestehenden Hirnödems beitragen können. Zu beachten ist aber, dass kristalloide Volumenersatzmittel einen geringeren Volumeneffekt als kolloidale haben, deshalb größere Mengen eingesetzt werden müssen, um einen entsprechenden Volumeneffekt zu erzielen (*Nachteil:* Dilutionseffekt auf kolloidosmotischen Druck, Hb und Gerinnung). Kommt es auch unter großzügiger Volumensubstitution nicht zu dem gewünschten Anstieg des MAP, kommen vasopressorische Substanzen wie Dopamin oder Noradrenalin und positiv inotrope Substanzen wie Dobutamin zum Einsatz.

Barbituratnarkose

Bei therapierefraktärer Hirndrucksteigerung kommt die Barbituratnarkose zur Senkung des zerebralen Sauerstoffbedarfs zum Einsatz. Es werden zwei bis drei Bolusgaben von 150–250 mg Thiopental (Trapanal®) gegeben und der Effekt auf den ICP und den MAP beobachtet. Dann erfolgt die kontinuierliche Infusion von Thiopental über Perfusor unter EEG-Monitoring. Die Dosierung wird so gewählt, dass ein sog. »Burst-suppression«-Muster erzielt wird. Das bedeutet, dass sich im EEG Phasen der elektrischen Aktivität mit gleich langen Phasen der Suppression (Null-Linie) abwechseln. In der Regel ist hierfür eine Dosierung von 100–300 mg/h erforderlich (▶ Kap. 4, ◘ Tab. 4.1).

❶ **Cave:** Thiopental wirkt blutdrucksenkend. Unter kontinuierlicher Thiopentalgabe kommt es gelegentlich zur erheblichen Natriumbelastung.
Thiopental kumuliert erheblich im Fettgewebe (Rückverteilung).

Analgosedierung

Die ideale Anlgosedierung für einen SHT-Patienten sollte folgenden Anforderungen genügen:
- kein Anstieg des ICP
- keine hämodynamischen Auswirkungen
- gute Steuerbarkeit (kurze Halbwertszeit, keine Kumulation)
- Verringerung des zerebralen Sauerstoffbedarfs
- keine Verringerung der Krampfschwelle

Diesen Anforderungen entspricht noch am ehesten eine Kombination bestehend aus einem Benzodiazepin und einem Opioid mit relativ kurzer Halbwertszeit (z. B. Midazolam und Fentanyl). Ansonsten gilt das übliche Analgosedierungsschema. Wird eine Barbituratnarkose eingeleitet, erübrigt sich die Fortsetzung der bis dahin laufenden Sedierung.

Relaxierung

Die Frage, ob schwer hirnverletzte Patienten kontinuierlich relaxiert werden müssen, wurde lange kontrovers diskutiert. Den möglichen Vorteilen (Senkung des erhöhten ICP durch Verminderung der Muskelaktivität, Verhindern des »Kämpfens gegen das Beatmungsgerät«) stehen schwerwiegende Nachteile gegenüber: mangelhafte neurologische Beurteilbarkeit, über den pharmakodynamisch induzierten Relaxationseffekt hinausgehende und manchmal wochenlang anhaltende Muskelschwäche, klinische stumme Krampfanfälle, erhöhte Inzidenz von Beatmungspneumonien, signifikant längerer Intensivaufenthalt). Aus diesen Gründen erfolgt *keine* routinemäßige Relaxierung von beatmeten Schädel-Hirn-Trauma-Patienten.

> **Merke:**
>
> Klare Indikationen für eine Relaxierung sind: Transport zum CT oder in den OP, Operation, Umintubation.

Antikonvulsiva

Der Stellenwert der *prophylaktischen* Gabe von Antikonvulsiva beim schweren SHT ist umstritten. Wie dem auch sei, nach Tag 7 post Trauma besteht *keine* Indikation zur prophylaktischen antikonvulsiven Therapie (Standard). Jeder zerebrale Krampfanfall führt aber zu einer erheblichen Steigerung des zerebralen Sauerstoffbedarfs, des ICP und exzessiver Freisetzung von Neurotransmittern. Somit ergibt sich schon aus dem ersten Krampfanfall beim SHT die Indikation zur Einleitung einer antikonvulsiven Therapie. Mittel der Wahl ist Phenytoin. Die Aufsättigung mit Phenytoin beginnt mit einer Bolusgabe von 250 mg i.v., gefolgt von einer Infusion von 750 mg Phenytoin über 8–10 h. Die Erhaltungsdosis danach beträgt beim normalgewichtigen erwachsenen Patienten 3-mal 200 mg pro Tag i.v. oder p.o. Diese Dosierung wird dann soweit angepasst, dass ein Serumphenytoinspiegel von 10–20 mg/l bei Krampffreiheit erreicht wird.

3.7 Hirntoddiagnostik

Die Hirntoddiagnostik wird entsprechend den Richtlinien des Wissenschaftlichen Beirates der Bundesärztekammer durchgeführt. Der Hirntod muss von 2 Ärzten, die über eine mehrjährige Erfahrungen in der Intensivbehandlung von Patienten mit schwerer Hirnschädigung verfügen, festgestellt werden. Beide Untersucher müssen unabhängig von einem Transplantationsteam sein.

Wie unter »Voraussetzungen« (s. unten) angemerkt, muss eine Intoxikation ausgeschlossen sein. Das bedeutet, dass keine Medikamente (insbes. Sedativa, Hypnotika und Muskelrelaxanzien) in wirksamen Konzentrationen vorliegen dürfen. Deshalb ist vor Durchführung der Hirntoddiagnostik zu prüfen, wie lange der Patient analgosediert war und seit wann keine Sedativa etc. mehr gegeben wurden. Im Zeifelsfall müssen Blutspiegeluntersuchungen der in Frage kommenden Substanzen durchgeführt werden. Wurde zuvor eine Barbituratnarkose durchgeführt ist die vorherige Blutspiegelbestimmung von Thiopental obligatorisch.

Grundsätzlich wird vor Durchführung der Hirntoddiagnostik die Frage nach einer medikamentösen oder metabolisch bedingten Ursache des Komas geklärt. Hierzu wird die »Sedierungsanamnese« erhoben und gegebenenfalls Serumspiegelbestimmungen von Sedativa oder Hypnotika durchgeführt. Mittels Blutgasanalyse werden Entgleisungen des Säure-Basen-Haushalts und der Elektrolyte ausgeschlossen. Der Patient muss normotensiv (MAP über 60 mmHg) und normotherm (über 36°C) sein.

Voraussetzungen

a) Akute Hirnschädigung:
   – Supratentoriell
   – Infratentoriell
b) Ausschluss von:
   – Intoxikation
   – Relaxation
   – Primärer Hypothermie
   – Hypovolämischer Schock
   – Metabolischem oder endokrinem Koma

Maßgebliche Symptome des Ausfalls der Hirnfunktion:

- Koma
- Ausfall der Spontanatmung (Apnoetest)
- Pupillen mittelweit/weit, Pupillen-Licht-Reflex fehlt beidseits
- Okulozephaler Reflex fehlt (Puppenkopfphänomen)
- Cornealreflex fehlt beidseits
- Trigeminusschmerzreaktion erloschen
- Pharyngeal-/Trachealreflex erloschen

Ergänzende Untersuchungen:

- Isoelektrisches (Null-Linien-)EEG über 30 min
- **oder** frühe akustisch evozierte Hirnstammpotentiale: Welle II–IV beidseits erloschen, Medianus-SEP beidseitig erloschen

- **oder** zerebrale Angiographie: beidseitiger Zirkulationsstillstand bei Nachweis einwandfreier intraarterieller Lage und ausreichendem Blutdruck (mindestens 80 mmHg systolisch beim Erwachsenen)

Beobachtungszeit bei Verzicht auf ergänzende Untersuchungen:

- primäre Hirnschädigung:
  - von Erwachsenen und Kindern über 2 Jahren: 12 h
  - von Kleinkindern: 24 h
  - von Säuglingen: 72 h
- sekundäre Hirnschädigung:
  - generell: 72 h

Die Untersuchungsergebnisse müssen schriftlich auf dem entsprechenden Formblatt dokumentiert werden.

Apnoetest

Der Patient wird über 5–10 min mit 100% O_2 beatmet. Eine Ausgangs-BGA wird abgenommen, in der eine ausreichende Oxygenierung und Normokapnie, sowie ein ausgeglichener Säure-Basen-Haushalt und die Normokaliämie und Normonatriämie dokumentiert werden. Der Patient wird vom Beatmungsgerät diskonnektiert und eine Sauerstoffnasensonde in den Tubus so weit eingeführt, dass sie mit der Spitze oberhalb der Trachealcarina liegt. Über die Sauerstoffsonde werden 8 l O_2/min insuffliert. Damit ist eine ausreichende Oxygenierung des Patienten für die Dauer des Apnoetests in der Regel gewährleistet. Während es aufgrund der Nichtventilation zu einem p_aCO_2-Anstieg kommt, der intermitterend durch Blutgasanalyse dokumentiert wird, wird der Patient kontinuierlich beobachtet. Zeigt der Patient Atemexkursionen, oder fällt die Sättigung auf unter 90% bzw. der p_aO_2 auf unter 65 mmHg wird der Apnoetest abgebrochen und der Patient wieder an das Beatmungsgerät angeschlossen. Der Apnoetest ist positiv, d. h. der Atemantrieb ist erloschen, wenn der gut oxygenierte Patient auch bei einem p_aCO_2 von über 65 mmHg keine Atemexkursionen zeigt.

Der Apnoetest bei Patienten mit schwerer Lungenfunktionsstörung

Patienten mit einer erheblichen Gasaustauschstörung beantworten auch kurze Phasen der Nichtventilation mit einem raschen Abfall des p_aO_2. Diese Patienten werden deshalb mit einer F_iO_2 von 1,0 und einem reduzierten Minutenvolumen bis zu einem p_aCO_2 von 60 mmHg hypoventiliert und dann vom Beatmungsgerät diskonnektiert. Es wird wie oben beschrieben Sauerstoff über eine in den Tubus eingeführte Sauerstoffsonde insuffliert.

Ist die erste Hirntoddiagnostik positiv können die oben genannten *ergänzenden Untersuchungen* durchgeführt werden. Ist die *ergänzende Untersuchung* ebenfalls eindeutig, erübrigt sich die Beobachtungszeit, d. h. die zweite Hirntoddiagnostik. In der Regel werden aber auf dieser Station keine *ergänzenden Untersuchungen,* sondern nach der entsprechenden Beobachtungszeit eine zweite klinische Hirntoddiagnostik durchgeführt.

Mit der endgültigen Feststellung des Hirntodes wird der Patient für tot erklärt und im Leichenschauschein dieser Zeitpunkt auch als Todeszeitpunkt dokumentiert.

Organspende

Unter den auf der Station Beschäftigten besteht allgemeiner Konsens über die Sinnhaftigkeit der Organspende. Wird bei einem Patienten der Hirntod festgestellt, ist zu prüfen, ob er als er Organspender in Frage kommt.

Merke:
Lediglich das Alter über 80 Jahre und eine HIV-Infektion gelten als absolute Kontraindikationen für eine Organspende.
Jeder hirntote Patient muss – auch bei Ablehnung einer Organentnahme – dem Transplantkoordinator gemeldet werden.

In einem Gespräch mit den Angehörigen wird dann die Frage der Organspende geklärt. Dieses Gespräch findet erst **nach** der endgültigen Feststellung des Hirntodes statt. Dieses Gespräch sollte von dem(r) ärztlichen Kollegen(in) geführt werden, der(die) den besten Kontakt zu den Angehörigen hat und über diesbezügliche Erfahrungen verfügt. Es sollte auch eine Schwester oder Pfleger an dem Gespräch teilnehmen, auf die diese Kriterien ebenfalls zutreffen. Hilfestellung können ansonsten geben: ein Geistlicher, Mitarbeiter der Deutschen Stiftung Organspende etc.

Stimmen die Angehörigen einer Organspende zu, werden sie gebeten, dies mit ihrer Unterschrift auf dem entsprechenden Formular (*Einverständniserklärung zur Organspende*) unter Angabe, welche Organe von einer Organspende ausgeschlossen werden sollen, zu bestätigen.

Aufrechterhaltung der Homöostase beim Organspender

Ziel der Intensivtherapie beim Organspender ist die Vermeidung des Organverlustes durch vorzeitigen Kreislaufstillstand, die Aufrechterhaltung der optimalen Organfunktion bzw. die Vermeidung eines Organschadens. Der Erfolg der Transplantation, sowie die Mortalität und Morbidität des Organempfängers hängt wesentlich von der Qualität der Intensivtherapie des Organspenders ab. Hieraus erklärt sich die große Verantwortung der Intensivmedizin beim Organspender.

Gefährdet sind die Spenderorgane im Wesentlichen durch den Verlust zentraler Regelkreise.

Regulationsverlust im Hirntod

(Nachfolgend in Klammern: prozentuale Häufigkeit bei einem Kollektiv von 141 Patienten im Klinikum Steglitz, Berlin.)

- Kreislauf
  - Hypotonie (76%)
  - Abfall des Herzminutenvolumens
  - Abfall des systemisch-vaskulären Widerstands
- Körpertemperatur
  - Hypothermie
- Flüssigkeits- und Elektrolythaushalt
  - Diabetes insipidus (81%)
  - Hypovolämie
  - Hyperkaliämie (72%)
  - Hypernatriämie (59%)
- Stoffwechsel
  - Hyperglykämie (70%)
- Sonstiges
  - Gerinnungsstörungen (57%)

Hämodynamische Stabilisierung

Folgende hämodynamische Zielgrößen sollten angestrebt werden:

1. MAP =	70–110 mmHg	MAP = arterieller Mitteldruck
2. ZVD =	7+2 mmHg	ZVD = zentraler Venendruck
3. Diurese =	1 ml/kgKG/h	

4. CI =	3–5 l/min/m2	CI = Cardiac Index
5. SVRI =	700–1200 dyn×s×cm^{-5}	SVRI = Systemisch-vaskulärer-Widerstand-Index

Volumenersatz ist häufig erforderlich, da häufig eine Polyurie besteht (Diabetes insipidus, Glukosurie, vorausgegangene Osmotherapie etc.). Die Flüssigkeitssubstitution erfolgt unter Beachtung des Serumnatriums (<150mmol/l), des Gesamtproteins(= 50 g/l) und des Hb-Gehalts (= 10 g/dl) mit kristalloiden und kolloidalen Lösungen (HAES, Humanalbumin) und falls erforderlich mit Blut und Blutkomponenten. Bei Vorliegen einer Hypernatriämie (Serumnatrium =150mmol/l) empfehlen sich zur Flüssigkeitssubstitution halb- oder drittel-isotone Lösungen (Päd®). Auf keinen Fall darf es im Rahmen der Flüssigkeitssubstitution zur Überwässerung des Organspenders kommen, da Organödeme (insbesondere der Leber) und die kardiopulmonale Dekompensation drohen.

Die Gabe von **Katecholaminen** ist meistens unumgänglich. Zur Erhöhung des kardialen Auswurfvolumens empfiehlt sich **Dobutamin** (3–15 μg/kg/min; ► Kap. 4, ◘ Tab. 4.2), was in dieser Dosierung keine nachteiligen Effekte auf den renalen, hepatischen und mesenterialen Blutfluss hat. Lässt sich trotz ausreichenden Herzminutenvolumens der arterielle Mitteldruck nicht über 70 mmHg anheben, wird **Noradrenalin** (0,05–0,5 μg/kg/min; ► Kap. 4, ◘ Tab. 4.4) eingesetzt.

Beatmung

Angestrebte Parameter des Gasaustasuches sind ein p_aO_2 von 100 mmHg, ein p_aCO_2 von 38–42 mmHg. Hohe Beatmungsdrücke und ein PEEP von über 5 mbar sollten vermieden werden, ebenso eine F_iO_2 von über 0,4, wenn eine Lungenentnahme vorgesehen ist.

Behandlung des Diabetes insipidus

Die Inzidenz des zentralen Diabetes insipidus bei hirntoten Patienten liegt ungefähr bei 80%. Die Diagnose des Diabetes insipidus wird gestellt bei Vorliegen folgender Kriterien:

- Urinmenge = 5 ml/kg/h
- Spezifisches Gewicht im Urin ≤1003 g/l
- Osmolalität im Blut (= 310 mosmol/l) größer als im Urin (= 300 mosmol/l)
- Ausgeprägte Hypernatriämie (Na^+ = 155 mmol/l) als Spätsymptom.

Aufgrund des schnelleren Wirkungseintrittes und der besseren Steuerbarkeit ist Vasopressin (Pitressin®) dem Desmopresin (Minirin®) vorzuziehen (Eliminationshalbwertzeit von Vasopressin: 15–20 min, Eliminationshalbwertzeit von Desmopressin: 90-160 min. In einer Dosierung von 0,05–0,5 U/h hat Vasopressin einen überwiegend antidiuretischen Effekt, bei einer Dosis von 0,5–2 U/h kommt eine vasopressorische Komponente hinzu. Bei einem normalgewichtigen Patienten wird die Vasopressintherapie in einer Dosierung von 0,2 U/h begonnen (Perfusor: 10 U Pitressin®/50 ml, 1 ml/h) und dann der Diurese angepasst. Sinkt die Urinmenge unter 1 ml/kgKG wird die Vasopressingabe reduziert.

Hypothermie

Durch Ausfall der hypothalamischen Temperaturregulation kommt es bei fehlender exogener Wärmezufuhr zur Hypothermie, die schwerwiegende Komplikationen nach sich ziehen kann: Herzrhythmusstörungen, Kreislaufinstabilität, Abnahme der glomerulären Filtrationsrate, Gerinnungsstörungen, Linksverschiebung der Sauerstoffdissoziationskurve mit erschwerter Sauerstoffabgabe in der Peripherie. Deshalb muss durch exogene Wärmezufuhr die Körpertemperatur des poikilothermen Organspenders über 35°C gehalten werden (Bear-Hugger).

Gerinnungsstörungen

Gerinnungsstörungen müssen konsequent mit der Gabe von Frischplasma, AT III etc. behandelt werden.

Blutzuckerspiegel

Der Blutzuckerspiegel ist zwischen 100–120 mg/dl zu halten.

3.8 Hochdosierte Gabe von Methylprednisolon bei Wirbelsäulentrauma (NASCIS)

1000 mg Methylprednisolon (1 g Urbason.) auf 10 ml Aqua ad inj. (1 ml entspricht 100 mg).

Praktisches Vorgehen:

- Auflösen von 5 g Urbason· auf 50 ml Aqua ad inj. in einer Perfusorspritze (Spritze II)

◘ Tab. 3.2. Therapieschema nach NASCIS

Indikation:	Schweres Wirbelsäulentrauma mit neurologischen Ausfällen; Trauma innerhalb der letzten 8 h
Kontraindikation:	Nur Nervenwurzel- oder Cauda Equina Läsionen
Ausschluss:	Patienten unter 13 Jahren, Schwangere, Vormedikation mit Steroiden
Dosierung:	*0–2 h nach Trauma:* Methylprednisolon 30 mg/kgKG Bolus über 15 min → 45 min Pause → dann Perfusor über *23 h* (5,4 mg/kgKG/h) *3–8 h nach Trauma:* 30 mg/kgKG Bolus über 15 min → 45 min Pause → dann Perfusor über *47 h* (5,4 mg/kgKG/h)

- Umfüllen der genauen Menge für die erste Stunde (Spalte 2) in eine andere Perfusorspritze (Spritze I)
- Anschluss der Spritze I, Infusionsgeschwindigkeit nach ◘ Tab. 3.3 (Spalte 3)
- Eine Stunde nach *Beginn* der Infusion der Spritze I Anschluss der Spritze II, Infusionsgeschwindigkeit nach ◘ Tab. 3.3 (Spalte 6)

An dieser Stelle sei darauf verwiesen, dass die klinische Relevanz der NASCIS-Daten (NASCIS 3) fraglich ist, da die klinische Verbesserung statistisch nicht signifikant ist und lediglich als **Therapieoption**, nicht jedoch als Empfehlung oder gar Leitlinie gelten kann.

◻ Tab. 3.3. Dosierungsbeispiele Prednisolon nach NASCIS

Gewicht [kg]	Dosis In den ersten 15 min [mg]	Gesamtmenge In den ersten 15 min [ml]	Perfusor In den ersten 15 min [ml/h]	Gesamtdosis 2. bis 24. (48). Stunde [mg]	Dosis/h 2. bis 24. (48). Stunde [mg]	ml/h 2. bis 24. (48.) Stunde [ml]
30	900	9	36	3.726	162	1,6
40	1200	12	48	4.968	216	2,2
50	1500	15	60	6.210	270	2,7
60	1800	18	72	7.452	324	3,3
70	2100	21	84	8.694	378	3,8
80	2400	24	96	9.936	432	4,3
90	2700	27	99	11.178	486	4,9
100	3000	30	99	12.420	540	5,4

4 Anhang I

Tabellenteil

Tab. 4.1. Ansätze für Perfusoren

Präparat	Zubereitung	Dosierung	Wirkstoff	Hauptwirkung	Bemerkungen
Adalat	Fertige Zuberei-tung; pur = 5 mg/ 50ml = *0,1 mg/ml*	3–6 ml/h nach RR; max. 12 ml/h	Nifedipin	Blutdrucksen-kung; periphere Vasodilatation; Ca^{2+}-Antagonis-mus	Lichtempfindlich!! = schwarzes Perfu-sorsystem; **Cave:** *β-Blocker, Schock, Gravidität (18% Alkohol)*
Actrapid	40 IE/39 ml NaCl 0,9%	Nach Blutzucker-wert	Actrapid HM	BZ-Senkung	24 h haltbar
Arterenol	10 ml aus Stechampul-le = 10 mg + 40 ml NaCl 0,9% = *0,2 mg/ml*	Nach Arzt-anordnung	Norad-renalin	RR-Anstieg, Va-sokonstriktion	Rhythmusstörungen, Kammerflimmern. **Cave:** *Hyperthyreose, Infarkt, BZ-Steige-rung, Nierendurch-blutung sinkt, periphere Ischämien – ZVK–Gabe!!!*
Catapresan	10 Amp. à 0,15 mg/ 1 ml oder 2 Amp. à 0,75 mg/5 ml = 1,5 mg + 40 ml NaCl 0,9% = *0,03 mg/ml*	Nach Arzt-anordnung	Clonidin	RR-Senkung durchSympathi-kolyse zentrale α-Stimulation, Sedierung	NW: Bradykardie, Hypotonie

▼

Tab. 4.1. (Fortsetzung)

Präparat	Zubereitung	Dosierung	Wirkstoff	Hauptwirkung	Bemerkungen
Cordarex	6 Amp. à 150 mg/3 ml (900 mg) + 32 ml G5% = *18 mg/ml*	Nach Arztanord-nung	Amiodaron-HCl 150 mg	Schwerwiegende Herz-rhythmusstörungen, Vorhofflimmern und Vorhofflattern	Intrakranielle Drucksteigerungen; *möglichst ZVK-Gabe*
Corotrop	1 Amp. 10 mg/10 ml + 40 ml NaCl 0,9% = *0,2mg/ml*	Nach Arztanord-nung	Milrinon	Schwere Herzinsuffizienz	Hypokaliämie, Fieber
Dilzem	4 Amp. à 25 mg/5 ml (100 mg) + 30 ml NaCl 0,9% = *2 mg/ml*	Nach Arztanord-nung	Diltiazem-hy-drochlorid	Ca-Antagonist; Herz-frequenzsenkung; Blutdrucksenkung	Nicht bei Vorhofflattern/-flimmern
Disoprivan 1% oder 2%	1 Flasche, pur 50 ml = *10 bzw. 20 mg/ml*	Nach Arztanord-nung	Propofol	Narkotikum	Atemdepressiv, RR-Abfall, rasche Aufwachphase
Dobutamin	50 ml Stech-ampulle mit 250 mg = *5 mg/ml*	Nach Arztanord-nung	Dobutamin	Positiv chronotrop, in-otrop, dromotrop und batmotrop	Tachykardie; *ZVK-Gabe!!!*
Dopacard	2 Amp. à 50 mg/5 ml (100 mg) + 40 ml NaCl 0,9% = *2 mg/ml*	Nach Arztanord-nung	Dopexamin	HZV ↑, Diurese ↑, Nachlast ↓	Verfall nach 24 h! **KI:** Volumenmangel, Lungenembolie, sept. Schock

Tab. 4.1. (Fortsetzung)

Präparat	Zubereitung	Dosierung	Wirkstoff	Hauptwirkung	Bemerkungen
Dopamin	50 ml Stech-ampulle mit 250 mg = *5 mg/ml*	Nach Arztanord-nung	Dopaminhy-drochlorid	Erhöht die Nieren-durchblutung in den ersten 24 h!?!	Tachyarrhythmie, nach Möglichkeit ***ZVK-Gabe!!!***
Dormicum	6 Amp. à 15 mg/3 ml (90 mg) + 32 ml NaCl 0,9% = *1,8 mg/ml*	2–10 ml	Midazolam	Sedierung	Atemdepressiv; *Antidot:* Anexate 0,1–0,8 mg
Ebrantil	4 Amp. à 50 mg/ 10 ml (200 mg) + 10 NaCl 0,9% = *4,0 mg/ml*	1–4 ml/h nach RR	Urapidil	RR-Senkung durch peri-phere α-Blockade	Probedosis 25 mg (evtl. 2-mal)
Euphylong 200 i.v.	3 Amp. à 200 mg/10 ml (600 mg) + 20 ml NaCl 0,9% = *12 mg/ml*	Nach Arztanord-nung	Theophyllin	Bronchospasmolyti-kum; Akuttherapie von chronisch-obstruktiver Atemwegserkrankung	Positiv Chromotrop/Di-ureseverstärkung; Rhyth-musstörungen, RR-Abfall
Ethanol 95%	2 Amp. à 20 ml = 30 g Ethanol (pur) = *0,75 g /ml*	Nach Arztanord-nung	Ethanol	Delirprophylaxe	Hypoglykämie; gleichztg. Fett und/oder Sorbitt bzw. Xylit vermeiden. ***ZVK-Gabe!!!***
Fentanyl	5 Amp. Fentanyl à 0,5 mg/10 ml = 2,5 mg/ 50 ml = *0,05 mg/ml*	2–8 ml/h nach Wirkung; max. 14 ml/h	Fentanyl	Analgosedierung	Antidot: Narcanti; **NW:** Hy-potonie, Bronchokonstrik-tion, Atemdepression

Tab. 4.1. (Fortsetzung)

Präparat	Zubereitung	Dosierung	Wirkstoff	Hauptwirkung	Bemerkungen
Heparin	25.000 IE 50 ml NaCl 0,9% = *500 IE/ml* bzw. nach Anordnung	Nach PTT	Heparin-Na+	Gerinnungshemmung akt. AT III (verhindert die Fibrinspaltung)	PTT-Kontrolle; *Antidot:* Protamin
Hydro cortison	Je nach Anordnung die Tagesdosis auf 2 Perfusoren verteilen, auf 50 ml NaCl 0,9%	4,2 ml/h	Hydrocortison	Rasche Glucocorticoid-wirkung	**Cave:** *Darmerkrankungen, Blutzuckerkontrollen!!!*
Isoptin	1 Amp à 50 mg/20 ml + 30 ml NaCl = *1 mg/ml*	2–6 ml/h nach RR	Verapamil	Antiarrhythmisch; Frequenz- und RR-senkend; Ca^{2+}-Antagonist	*Antidot:* Ca^{2+} 10%
Kalium-chlorid	50 mmol/50 ml = *1 mmol/ml*	1–20 ml (nach Kaliumwert)	Kaliumchlorid	Kaliummangel	Herzrhythmusstörung; ***ZVK-Gabe!!!***
Ketanest S	1 Amp. à 1250 mg/ 50 ml oder 5 Amp. à 250 mg/10 ml (1250 mg) =*25 mg/ml*	(Maximal) 1 mg/ kgKG	Ketamin	Analgesie intubierter Patienten, bronchospasmolytisch	Bolusdosis: 0,5 mg/kgKG; Kombinationsgabe mit Benzos (Albträume)
Lasix	2 Amp. à 250 mg/25 ml = 500 mg/50 ml = *10 mg/ml*	0,5–6 ml/h; max. 2,0 g/Tag	Furosemid	Diuresesteigerung;akutes Nierenversagen	Hypokaliämie, ototoxisch in hohen Dosen. **Cave:** *separater Zugang (Ausflockung) pH = 9!!!* ▼

Tab. 4.1. (Fortsetzung)

Präparat	Zubereitung	Dosierung	Wirkstoff	Hauptwirkung	Bemerkungen
Lopresor	4 Amp. à 5 mg (20 mg) auf 50 ml NaCl 0,9% = *0,4 mg/ml*	Nach Arztanordnung (2–20 ml/h)	Metoprolotarat	β-Blockade; Tachykardie; Rhythmusstörung	**NW.:** RR-Abfall. Nicht geben bei manifester Herzinsuffizienz. **Cave:** *Asthmatiker*
Mestinon	5 mg/50 ml NaCl 0,9% = *0,1 mg/ml*. **Verschiedene Amp.-Größen auf Lager!!! Milligramm beachten!!!**	Arztanordnung; 1–3 ml/h	Pyridostigminbromid	Antimyasthetikum	Cholinerge Krisen, Bradykardie, Bauchkrämpfe
Morphin	10 Amp. à 20 mg/10 ml + 40 ml NaCl 0,9% = 200 mg = *4 mg/ml*	Nach Arztanordnung	Morphin-HCl 3 H2O	Analgetikum bei starken und stärksten Schmerzen; Analgosedierung	Verspätete Atemdepression (bis zu 24 h) möglich
Mucosolvan	50 ml Stech-ampulle mit 1000 mg = *20 mg/ml*	Nach Arztanordnung	Ambroxolhydrochlorid	Atelektasenprophylaxe bei Intensivpat. Mit COPD, Surfactantbildung	

Tab. 4.1. (Fortsetzung)

Präparat	Zubereitung	Dosierung	Wirkstoff	Hauptwirkung	Bemerkungen
Natriumthio-sulfat 10%	5 Amp à 10 ml = *100 mg/ml*	Bei Nipruss-Dos. *<10 ml/h→1ml/h* *<20 ml/h→2ml/h* *<30 ml/h→3ml/h* *<40 ml/h→4ml/h* Natriumthiosulfat	Natriumthio-sulfat	Antidot der Blausäure	**Immer geben bei Ni-pruss!!!** *ZVK-Gabe!!!*
Neostigmin	6 Amp. à 0,5 mg/1 ml (3 mg) + 44 ml NaCl 0,9% = *0,06 mg/ml*	10–20 ml/h über 2–3 h	Dexpanthe-nol; Neostig-minmetil-sulfat	Darmstimmulierend	**Cave:** Bronchospasmus, Bradykardien
Nepresol	4 Amp à 25 mg = 100 mg auf 50 ml NaCl 0,9% = *2 mg/ml*	Nach Arztanord-nung; 1–2 ml/h	Dihydralazin	Blutdrucksenkung	
Nepresol/ Lopresor	2 Amp. à 25 mg/2 ml (50 mg) + 2 Amp. à 5 mg/5 ml (10 mg) + 26 ml NaCl 0,9% = *1 mg/ml N.* + *0,2 mg/ml L*	2–8 ml/h	Dihydralazin; Metoprolol	RR-Senkung, direkte Wirkung auf die Gefäße, Senkung von Afterload	Reflextachykardie nach Nepresol wird durch Lopresor verhindert, die RR-Senkung wird verstärkt

Tab. 4.1. (Fortsetzung)

Präparat	Zubereitung	Dosierung	Wirkstoff	Hauptwirkung	Bemerkungen
Nimotop	1 Stechamp. à 10 mg/ 50 ml = *0,2 mg/ml*	5–10 ml/h	Nimodipin	Vasodilatation; Gefäßspasmen wird entgegengewirkt	Ohne Lichtschutz max. 48 h haltbar. **Enthält 23,7% Alkohol!!!** Wenn mögl. über ZVK
Nipruss	1 Amp à 60 mg auf 50 ml NaCl 0,9% = *1,2 mg/50 ml*	Arztanordnung; 1–40 ml/h, mit 1 ml/h beginnen!	Nitroprussidnatrium	Antihypertonikum	**Cave:** *Siehe Natriumthiosulfat!!!*
Nitrolingualinfus	2 Amp à 50 mg/25 ml = *1 mg/ml*	0,5–1,0 mg/h und nach Arztanordnung	Glyceroltrinitrat	Akuter Myokardinfarkt; zur Behandlung der Linksherzinsuffizienz bei subakutem und akutem Lungenödem	RR-Abfall, Kontrolle der Herzfrequenz
Phenhydan	1 Amp. à 750 mg/50 ml = *15 mg/ml*	Nach Arztanordnung	Phenytoin-Natrium	Status Epilepticus; Anfallsserien	**Cave** *bei Hypotonie, Bradykardie, nach Herzinfarkt, fällt ind. NaCl aus!! ZVK-Gabe, separat!!!*
Rohypnol 50 mg	25 Amp à 50 mg/1 ml + 25 ml NaCl 0,9% = *1 mg/ml*	2–4/6 ml/h	Flunitrazepam 2 mg	Mittellang wirksames Sedativhypnotikum	Atemdepressive Wirkung

▸

Tab. 4.1. (Fortsetzung)

Präparat	Zubereitung	Dosierung	Wirkstoff	Hauptwirkung	Bemerkungen
Salzsäure 7,25%	2 Amp à 40 mmol/10 ml + 30 ml NaCl 0,9% = *1,25 mmol/ml*	5–10 ml/h	Salzsäure	Metabolische Alka-losen	Metabolische Azidose, Hyperkaliämie. *ZVK-Gabe!!!*
Somsanit	5 Amp à 2 g/10 ml (10 g) = *200 mg/ml*	1–30 ml/h; Bolus-gabe erforderlich!	4-Hydroxy-buttersäure, Natriumsalz	Intravenöses Narko-tikum	Hypernatriämie
Sufenta	**1 Amp.** à 250 µg/5 ml + 45 ml NaCl 0,9% = 5µg/ml, oder **3 Amp** à 250 µg/5 ml = 750 µg + 35 ml NaCl 0,9% = *5 bzw. 15 mg/ml*	1–5 ml/h, max. 10 ml/h	Sufentanil-Dihydrogen´-citrat	Analgesie, Weaning	*Antidot:* Narcanti
Suprarenin	10 ml aus 25 ml Stechamp. = 10 mg + 40 ml NaCl 0,9% = *1 mg/ml*	1–10 ml/h nach RR	Adrenalin/Epi-nephrin	RR-Steigerung, Bron-chodilatation	Nicht mit alkal. Lösungen mischen; Rhythmusstö-rungen. *ZVK-Gabe!!!*
Takus	1 Amp. à 40 µg/2 ml + 38 ml NaCl = 40 ml = *0,8 mg/ml*	15–20 ml/h	Ceruletid	Darmstimulierend	4 h Pause zwischen 2 Ap-plikationen; wegen star-ken Darmkrämpfen nur bei sedierten Patienten

▼

Tab. 4.1. (Fortsetzung)

Präparat	Zubereitung	Dosierung	Wirkstoff	Hauptwirkung	Bemerkungen
Tracrium	4 Amp. à 50 mg/5 ml + 30 ml NaCl 0,9% = *4 mg/ml*	1–10 ml/h	Atracrium-besilat	Relaxierung operativ und Intensivmedizin	Verfällt nach 8 h bei Raumtemperatur
Tranxilium	100 mg Stechamp. auf 50 ml NaCl 0,9% = *2 mg/ml*	Nach Arztanordnung	Dikalium-cloazepat	Erregungs-, Spannungs- und Angstzustände; Prämedikation	*Nicht* geben bei Myasthenia gravis
Trapanal	2 Amp à 0,5 g auf 50 ml NaCl = *20 mg/ml*	2–10 ml/h; vorher Testdosis	Thiopental-Na	Hirndrucksenkung; zentrale Vasokonstriktion	Allergische Reaktion durch Histaminfreisetzung; Bronchospasmus; RR-Abfälle (**Cave:** CPP). ***Separates ZVK-Lumen***
Ultiva	1 Amp. à 5 mg auf 50 ml NaCl 0,9% = *0,1 mg/ml*	2–10 ml/h	Remifentanil-HCl	Analgetikum	Schnelles Abfluten der Wirkung nach 5–10 min
Tris	2 Amp. à 120 mmol/ 20 ml = *3 mmol/ml*	Nach Arztanordnung (initial 1 mmol/kgKG)	Trometamol	Metabolische Azidosen, insbes. bei gleichzeitiger Hypernatriämie	BGA-Kontrollen; Gefahr der Hypoglykämie und Hypokaliämie. ***ZVK-Gabe!!!***
Xylocain 1 g	1 Amp à 1 g/5 ml (20%) + 45 ml NaCl = *20 mg/ml*	4–6 (8) ml/h	Lidocain	Antiarrhythmisch	Blutdruckabfall wie auch ausgeprägter Blutdruckanstieg

Tab. 4.2. Dobutrex: 250 mg Dobutrex (50 ml Fertigampullen); 1 ml = 5

[µg/kg/min]	40 kg	50 kg	60 kg	70 kg	80 kg	90 kg	100 kg	110 kg	120 kg
2,5	1,2	1,5	1,8	2,1	2,4	2,7	3,0	3,3	3,6
5,0	2,4	3,0	3,6	4,2	4,8	5,4	6,0	6,6	7,1
10	4,8	6,0	7,2	8,4	9,6	10,8	12,0	13,2	14,4
15	7,2	9,0	10,8	12,6	14,4	16,2	18,0	19,8	21,6
20	9,6	12,0	14,4	16,8	19,2	21,6	24,0	26,4	28,8

Die Zahlen in der Tabelle geben die Einstellung des Perfusors in ml/h an. Die Dosierungsbreite liegt zwischen 2 und 10 (20) µg/kg/min.

Tab. 4.3. Dopamin: 250 mg Dopamin (50 ml Fertigampulle); 1 ml = 5 mg

[µg/kg/min]	40 kg	50 kg	60 kg	70 kg	80 kg	90 kg	100 kg	110 kg	120 kg
3	1,4	1,8	2,2	2,5	2,9	3,2	3,6	4,0	4,3
5	2,4	3,0	3,6	4,2	4,8	5,4	6,0	6,6	7,2
8	3,8	4,8	5,8	6,7	7,7	8,6	9,6	10,6	11,5
10	4,8	6,0	7,2	8,4	9,6	10,8	12,0	13,2	14,4
15	7,2	9,0	10,8	12,6	14,4	16,2	18,0	19,8	21,6

Die Zahlen in der Tabelle geben die Einstellung des Perfusors in ml/h an. Die Dosierungsbreite liegt zwischen 2 und 10 (20) µg/kg/min.

Tab. 4.4. Suprarenin (Rezeptorenwirkung) von Adrenalin

Dosis [µg/min]	Wirkung
1–2	Primär β-Stimulation
2–10	Gemischte α- und β-Stimulation
10–20	Primär α-Stimulation

5   Anhang II

Nachweisformular

Einarbeitungs-/ Einweisungs-/ Fortbildungsnachweis

der Klink für Neurochirurgie, Im Neuenheimer Feld 400,
69120 Heidelberg

Dieses Formular immer 2-fach ausfüllen.
Ein Exemplar bleibt beim Mitarbeiter, das zweite geht an den QMB-NCH.

Name des Mitarbeiters: ....

Datum: ....

Uhrzeit (von .... bis ....)

☐ Einarbeitung   ☐ Einweisung   ☐ Fortbildungsnachweis
(Zutreffendes bitte ankreuzen)

durch (Verantwortlicher): ....

Thematik: ....

Datum, Unterschrift Mitarbeiter ...., ...

Datum, Unterschrift Verantwortlicher ...., ...

Datum, Unterschrift QMB: ...., ...